AVICENNA
İBN-İ SİNA'NIN
ŞİFA KİTABI

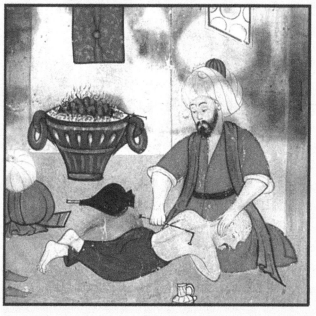

Özet olarak tüm tıp çalışmaları & Bilim felsefesi &
Hayat hikayesi & Metodolojisi ve Tahlilleri ilaveli

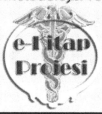

e-Kitap
Projesi

AVİCENNA: İBN-İ SİNA'NIN "ŞİFA KİTABI"

Özet olarak tüm tıp çalışmaları & Bilim felsefesi & Hayat hikayesi & Metodolojisi ve Tahlilleri ilaveli

İBN-İ SİNA

- İBN-İ SİNA'NIN -
"ŞİFA KİTABI"

BİR TIP & TARİH OLUŞUMU KURAMI

Yazarı (Author): İbn-i Sina (İslam Alimi, Tıp Bilgini)

Sayfa Düzeni ve Grafik Tasarım:

(e-Kitap Projesi)

Editör ve Düzenleme: Murat Ukray)

Kapak Tasarımı: E-KİTAP PROJESİ

E-Baskı ve yayına hazırlama (Publisher): ekitaprojesi.com

İstanbul – Mart, 2018

ISBN: 978-198-605-61-37
eISBN: 978-615-557-30-57

İletişim ve İsteme Adresi:

www.ekitaprojesi.com

İÇİNDEKİLER

BİRİNCİ BÖLÜM

İBN-İ SİNA'NIN HAYATI ve ÇALIŞMALARI

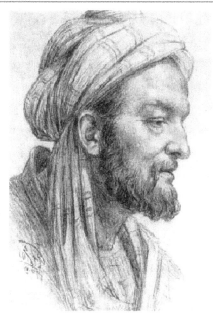

Ailesi Belh'ten gelerek Buhara'ya yerleşmişti. İbni Sinâ, babası Abdullah, maliyeye ait bir görevle Afşan'dayken orada doğdu. Olağanüstü bir zekâ sahibi olduğu için daha 10 yaşındayken Kur'an-ı Kerim'i ezberledi. 18 yaşında çağının bütün ilimlerini öğrendi. 57 yaşındayken Hemedan'da öldüğü zaman

150'den fazla eser bıraktı. Eserleri Latince'ye ve Almanca'ya çevrilmiş, tıp, kimya ve felsefe alanında Avrupa'ya ışık vermiştir. Onu Latinler "Avicenna" adıyla anarlar ve eski Yunan bilgi ve felsefesinin aktarıcısı olarak görürler.

İbni Sinâ, daha çocukluğunda, çevresini hayrete düşüren bir zekâ ve hafıza örneği göstermiştir. Küçük yaşta çağının bütün, ilimlerini öğrenmişti. Gündüz ve gece okumakla vakit geçirir, mum ışığında saatlerce, çoğu zaman sabahlara kadar çalışırdı. Pek az uyurdu.

Buhara Emiri Nuh İbni Mansur'u ağır bir hastalıktan kurtardı ve bu yüzden de Samanoğulları sarayının kütüphanesinde çalışma iznini aldı. Bu sayede pek çok eseri elinin altında bulduğu için vaktini kitap okumak ve yazmakla geçirdi. Hükümdar öldüğü zaman o, henüz yirmi yaşındaydı ve Buhârâ'dan ayrılarak Harzem'e gitti: EI-Bîrûni gibi büyük bir şöhret ve değerin, onun çalışkanlığına, bilgisine değer vermesi, kendisini yanına kabul etmesi, beraber çalışması, hakkında kıskançlığa yol açtı. Bu yüzden takibata bile uğradı. Harzem'de barınamayarak yeniden yollara düştü. Şehirden şehre dolaşarak nihayet Hemedan'a kadar geldi ve orada kalmaya karar verdi.

İbni Sînâ, çoğu fizik, astronomi ve felsefeyle ilgili olarak 150 civarında eser yazmıştı. Farsça olan birkaçı dışında bunların hepsi Arapça'dır. Çünkü o devirde ilim eserlerini Arap diliyle yazmak âdetti. Arapça'ya bu bakımdan değer verilirdi. Bilhassa tıp ilmine dair araştırmaları son derece orijinal ve doğrudur. Bu yüzden doğu ve batı hekimliğine kelimenin tam anlamıyla, 600 yıl, hükmetmiştir.

Eserleri Batı dillerine Latince yoluyla çevrilerek Avicenna diye şöhrete ulaşan İbni Sinâ, yanlış olarak bir süre Avrupa'da İranlı hekim ve filozof olarak tanınmıştır. Bunun da sebebi, eserlerini Türkçe yazmamış olmasındandır... Bununla beraber, batılılar da kendisini Hâkim-i Tıb, yani hekimlerin piri ve hükümdarı olarak kabul etmişlerdir. 16 yaşındayken pratik hekimliğe başlayan İbni Sinâ, resmî saray doktorluğu da yapmıştır.

Matematik, astronomi, geometri alanlarında geniş araştırmaları vardır. İbni Sînâ, tıp araştırmaları yaparken bazı hastalıkların bulaşmasında göze görünmeyen birtakım yaratıkların etkisi olduğunu, yani mikropların varlığını sezmiş ve bu bilinmeyen mahluklardan eserlerinde sık sık bahsetmiştir. Mikroskobun henüz bilinmediği bir devirde böyle bir yargıya varmak çok ilginçtir.

Şifa adlı eseri bir felsefe ansiklopedisidir. Diğer eserlerine gelince bunlar arasında en tanınmış olanlarından: el-Kanun fi't-Tıb isimli kitabı tamamen bir tıp ansiklopedisidir. Necât ve İşârât adlı kitapları ve Aristo'nun felsefesini anlatan yirmi ciltlik Kitâbü'l-İnsâf'ı başta gelen eserlerindendir. İbn-i Sina kimya alanında da çalıştı ve önemli keşiflerde bulundu. Bu hususta Berthelet, kimya ilminin bugünkü hale gelmesinde İbni Sina'nın büyük yardımı olduğunu söyler. Bu çalışmaları ve etkileriyle İbni Sina Doğu ve Batı kültürünü geliştiren büyük bilginlerden biri oldu. Bütün bunlardan başka İbni Sina çok güzel şiirler yazdı. Hatta Türkçe olarak yazmış olduğu şiirler de vardır.

İbn-i Sina, 1037 tarihinde Hemedan'da mide hastalığından öldü. İbn-i Sina'nın asıl büyüklüğü doktorluğundadır. Şifâ adındaki 18 ciltlik ansiklopedisi, ismine rağmen tıptan çok matematik, fizik, metafizik, teoloji, ekonomi, siyaset ve musiki konularını içine alır. Onun tıp şaheseri, kısaca Kanûn diye bilinen el-Kanûn Fi't-Tıb adlı büyük kitabıdır. Eser, fizyoloji, hıfzıssıhha, tedavi ve farmakoloji bahislerine ayrılmıştır. Konular dikkatle incelendiğinde İbn-i Sina'nın bugünkü tıp için bile geçerli olan pek çok ileri görüşleri bulunduğunu; mesela mikroskop olmadığı halde, hastalıkların 'mikrop' mefhumuna benzer yaratıklarca meydana getirildiğini sezebildiğini görürüz.

İbn-i Sina'nın Kanûn adlı eseri XII. yüzyılda Latince'ye çevrildi ve Batı tıp aleminde bir patlama tesiri yaptı. Roma'nın Galen'i de, Er Razi'de ilimde eriştikleri tahtlarından indirildiler ve çağın Fransa'sının en meşhur tıp fakülteleri olan Montpellier ve Lauvain Üniversiteleri'nin temel kitabı Kanûn oldu. Durum XVII. yüzyılın ortalarına kadar böyle devam etti ve İbn-i Sina, 700 yıl Avrupa'nın tıp hocası oldu. Altı yüzyıl önce Paris Tıp Fakültesi'nin kütüphanesinde bulunan 9 ana kitabın en başında İbn-i Sina'nın Kanûn'u yer almıştır.

Bugün hala Paris Üniversitesi'nin tıp fakültesi öğrencileri St. Germain Bulvarı yanındaki büyük konferans salonunda toplandıklarında iki kişinin duvara asılı büyük boy portresiyle karşılaşırlar. Bu iki portre, İbn-i Sina ve er-Razi'ye aittir.

ESERLERİ

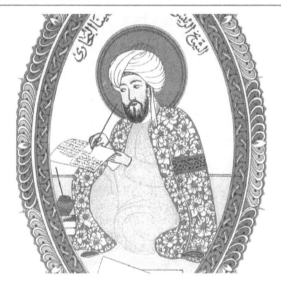

İbn-i Sina, fiziğin hareket, kuvvet, ışık ve ısı konularında eserler vermiştir. Aristo fiziğinin eksikliğini görerek, O'nun sürekli zorunlu hareketinin süreksiz zorunlu harekete dönüşümü hakkındaki görüşüne karşı çıkmıştır. Başlangıçta uygulanan kuvvetin ortadan kalkması ile cismin hareketini sürdürmesini "nesneye kazandırılan hareket etme isteği" (kasrî meyil) olarak düşünmüştür. İbn-i Sina bu kasrî meylin, cismin özelliğine (ağırlığına) bağlı olduğunu söylemiştir. Ağır olan cisimler hafif olanlara göre fırlatıldıkları noktadan daha uzağa giderler. Buna göre kasrî meyil ağırlık ve hızla orantılıdır: *kasrî meyil = hız x kütle*, bu da modern fiziğin *momentum* kavramıdır.

Çok eski dönemlerden beri görmenin, gözden çıkan ışınlarla gerçekleştiğini savunan "göz ışın kuramı"nı reddetmiştir. İbn-i Sina'ya göre, eğer ışığın algılanması kaynak tarafından yayınlanan bir çeşit parçacığın salınması nedeniyle ise, ışık hızı sonlu olmalıdır.

İbn-i Sina ile aynı yıllarda yaşayan İbnü'l-Heysem (965-1039) optik konusunda çalışmaktaydı ve görme esnasında ışınların gözden çıkmadığını kanıtladı:

- Işınlar gözden çıksaydı, karanlıkta da görebilirdik.

- Karanlık bir odanın tavavına delik açsak sadece oradan gelen ışığı görürüz. Eğer ışınlar gözümüzden çıksaydı, her tarafı görebilirdik.

- Kuvvetli bir ışık kaynağına baktığımızda, gözlerimiz kamaşır. Eğer ışınlar gözden çıksaydı böyle olmamalıydı.

- Yıldızlara ne zaman baksak onları anında görürüz. Eğer ışınlar gözden çıkmış olsaydı, yıldızları görmemiz için (uzak olduklarından) belli bir zaman geçmesi gerekirdi.

Harzem'de Biruni ile tanışma imkanı bulan İbn-i Sina yer çekimi ile ilgili bir teori ortaya atmıştır. Biruni gibi ölçümlerin duyarlığı üzerinde durmuştur. Astroloji ve simyaya itibar etmemiştir.

İbn-i Sina'nın Felsefi Anlayışı

İbn-i Sina, Aristotelesçi felsefe anlayışını İslam düşüncesine göre yorumlayarak, yaymaya çalışmış, görgücü-usçu bir yöntemin gelişmesine katkıda bulunmuştur.

İbn Sina'nın felsefeye karşı ilgisi deney bilimleriyle başlamış, Aristoteles ve Yeni-Platoncu görüşleri incelemekle gelişmiştir. İslam ve Yunan filozoflarının görüşlerini yorumlayan ve eleştiren İbn Sina'nın ele aldığı sorunlar genellikle, Aristoteles ve Farabi'nin düşünceleriyle bağımlıdır. Bunlar da, bilgi, mantık, evren (fizik), ruhbilim, metafizik, ahlak, tanrıbilim ve bilimlerin sınıflandırılmasıdır. Belli bir düşünce dizgesine göre yapılan bu düzenlemede her sorun bağımsız olarak ele alınıp çözümüne çalışılır.

Bilgi sezgi ile kazanılan kesin ilkelere göre sonuçlama yoluyla sağlanır. Bu nedenle, bilginin gerçek kaynağı sezgidir. Bilginin oluşmasında deneyin de etkisi vardır, ancak bu etki usun genel geçerlik taşıyan kurallarına uygundur. Ona göre "bütün bilgi türleri usa uygun biçimlerden oluşur." Bilginin kesinliği ve doğruluğu usun genel kurallarıyla olan uygunluğuna bağlıdır. Us kuralları, insanın anlığında doğuştan bulunan, değişmez ve genel geçerlik taşıyan ilkelerdir. Sonradan, duyularla kazanılan bilgi için de bu kurallara uygunluk geçerlidir. Deney verileri us ilkelerine göre, yeni bir işlemden geçirilerek biçimlenir, onların bundan öte bir önem ve anlamı yoktur. Çelişmezlik, özdeşlik ve öteki varlık ilkeleri, usta bulunur, deneyden gelmez.

Avicenna

Varlık ve Mantık

İbn-i Sina'ya göre varlık, tasarlamakla bağlantılıdır. Bütün düşünülenler vardır ve var olanlar tasarlanabilen düşünülür biçimlerdir (makuller). Bu nedenle, düşünmekle var olmak özdeştir. Atomcu görüşün ileri sürdüğü nitelikte bir boşluk yoktur. Uzay ise, bir nesnenin kapladığı yerin iç yüzüdür. Varlık kavramı altında toplanan bütün nesnelerin değişmeyen, sınır ve niteliklerini koruyan belli bir yeri vardır. Devinme, bir nesnenin uzayda eyleme geçişidir.

Mantık insanı gerçeklere ulaştırmaz, yalnız birtakım yanılmalardan korur. Düşünme yetisi gerçeği kavramak için mantıktan geçici bir araç olarak yararlanır. Düşünme eyleminin sağlıklı olması için mantık, ilkeler ve kurallar koyabilir, anlıkta bulunan ve bilinen bilgilerden yola çıkarak, bilinmeyenleri saptama olanağı sağlar. Bu özelliği nedeniyle, mantık, düşünmenin genel kurallarını bulan, düzenleyen, bu kurallar arasındaki gerekli bağlantıyı ve birliği kuran bir bilimdir. Mantık kuralları, genel geçerlik taşıyan ve değişmeyen kesin kurallardır. Mantığın kavramlar ve yargılar olmak üzere iki alanı vardır. Her bilimsel bilgi ya kavram ya da yargılara dayanır. Kavram, ilk bilgidir ve terim ya da terim yerine geçen bir nesneyle kazanılır. Yargı ise, tasımla kazanılır.

Mantığın konusu incelenirken, tanım temel alınmalıdır. Tanımlar birbirlerine bağlandıklarında, kanıt ve çıkarıma varılır. Kavram, önce tekil bir algıdır (sezgi). Yargı ise, iki tekil terim arasındaki ilişkidir. Kavramlar, açık ve kapalı belirleme olarak ikiye ayrılır. Varlığın, töz, nicelik, nitelik, ilişki, yer, zaman, durum, iyelik, etki, edilgi gibi on kategorisi vardır.

İbn-i Sina mantığında en önemli yeri tanım tutar. Bir kavramı tanımlamak için, bu kavramın bireylerinden biri göz önüne alınmalıdır. Tikelin belirlenmesi tümelden kolaydır. Eksiksiz bir tanım yakın cins ile yapılmalıdır. En yetkin tanımsa, kavramın yakın cinsi ile türsel ayrımdan oluşur. Tanım ikiye ayrılır; Gerçek tanım ve sözcük tanımları. Önermeler, yüklemli ve koşullu olabilirler. Yüklemli önerme, bir düşünce ötekine yüklendiği zaman ya onaylanır ya da yadsınır. Koşullu önermeler, bir ötekinin koşulu ya da sonucu olarak bağlanan terimlerde görülür. Önermeler varsayımlı, nitelik ve nicelikleri bakımından, tekil, belirsiz ve belirli olur. Tasım, bitişik ve ayrık olmak üzere ikiye ayrılır. Bitişik tasımların öncüleri anlam bakımından, sonuç önermesini içerir. Ayrık tasımlarda ise sonuç önermesi öncüllerde bulunabilir.

Tümeller, bütün varlık türlerinin oluşumundan önce, Tanrı düşüncesinde, birer tanrısal kavram olarak vardır. Varlıkların oluş nedeni ve onlara biçim kazandıran tümellerdir. Tümeller Tanrı'da ussal olarak bulunan, nesnelerde ve bireylerde içkin olan, öteki de nesnelerin dışında ve anlıkla birlikte olan mantıksal tümel diye üçe ayrılır. Birinci türe giren tümel, metafiziği ilgilendirir. İbn Sina fiziği, metafiziğe giriş olarak düşünür.

Fiziğin konusu madde ve biçimden oluşan nesnelerdir. Biçim, maddeden önce yaratılmıştır. Maddeye bir töz özelliği kazandıran biçimdir. Maddeden sonra ilinek gelir. Biçimler maddeye, ilinekler ise, töze katılır. Doğal nesneler kendi öz ve nitelikleriyle bilinir. Bütün nitelikler de birinci nitelikler ve ikinci nitelikler olmak üzere ikiye ayrılır. Birinci nitelikler nesnelere bağlıdır, ikinciler ise, nesnelerden ayrı olarak varlığını sürdürür. İbn Sina'ya göre, nesnel evrende bulunan güç ve devinimin temelini ikinci nitelikler oluşturur. Nesneler, kendilerinde bulunan gizli güçle devinime geçerler. Bu güç ise, doğal güç, öznel güç, tinsel güç olmak üzere üç türlüdür. Doğal güç, nesnede doğal biçim ve yerlerle ilgili nitelikleri taşır. Çekim ve ağırlık bu türdendir. Öznel güç, nesneyi devingen ya da durağan duruma getirir. Bunda da, bilinçli ya da bilinçsiz olma özelliği bulunur. Tinsel güç, herhangi bir organın, aracın yardımı olmaksızın doğrudan doğruya bir istençle eylemde bulunmaktadır. Buna, gök katlarının özleri adı da verilir. İbn Sina'nın geliştirdiği bu güç kuramının kaynağı Aristoteles ve Yeni-Platonculuk'tur. Ancak, o bu güçlerin sonsuz olduğu kanısında değildir. Ona göre, zaman ve devinim kavramları da birbirine bağlıdır, çünkü devinimin bulunmadığı, algılanmadığı bir yerde zaman da yoktur.

İbn-i Sina'nın felsefesinde, Aristotelesi'in geliştirdiği düşünce dizgesine uygun olarak, ruh kavramının önemli bir yer tuttuğu görülür. Ona göre, biri bitkisel, öteki insanla ilgili olmak üzere, iki türlü ruh vardır. İnsan ruhu, gövdeye gereksinme duymadan, doğrudan doğruya kendini bilir, bu nedenle, tinsel bir tözdür. Gövdeyi devindiren, ona dirilik kazandıran bu tözün başka bir özelliği de, yetkin düşünme yeteneği anlık olmasıdır. Düşünme eylemi yaratan ruhtur, o gövdeyi gerektirmez, ancak gövde var olabilmek için tini gereksinir. İnsan ruhu gövde biçiminde değildir, usa uygun biçimleri kavramaya elverişli bir töz olduğundan, gövdesel yapıda yer alamaz. Gövde, bölünebilen öğelerden oluşmuş bir bütündür, oysa tin, bir birliktir, bölünmeye elverişli değildir, sürekli olarak özünü ve birliğini korur. Tin, bütün izlenimleri gövde aracılığıyla alır, anlık yoluyla kavramları, kavramlara dayanarak usa vurmayı oluşturur. Bu yüzden, gövdeyle dolaylı bir bağlantısı vardır. Ancak, bu bağlantı tin için bir oluş koşulu değildir.

Canlı sorununa, gözleme dayalı bir ruhbilim anlayışıyla çözüm arayan İbn Sina'ya göre dirilik bir bileşimdir. Doğal organların, göksel güçler yardımıyla bileşmesinden canlılar ortaya çıkar. Bu olay da, belli aşamalara uygun olarak gerçekleşir. İlk ortaya çıkan canlı bitkidir. Bitkide tohumla üreme, beslenme ve büyüme güçleri vardır. İkinci aşamada ortaya çıkan hayvanda ise, kendi kendine devinme ve algı güçleri bulunur. Devinme gücünden isteme ve öfke doğar. Algı gücü de, iç ve dış algı olmak üzere ikiye ayrılır. İnsan özü doğal evrim sürecinde en üst düzeyde gerçekleşmiş bir oluşumdur, bu nedenle, öteki varlıklardan ayrılır. İnsanda dış algı duyumlarla, iç algı da, beynin ön boşluğunda bulunan ortak duyu ile sağlanır.

Duyularla alınan izlenimler bu ortak duyu ile beyne gider. Beynin, ön boşluğunda sonunda, tasarlama yetisi bulunur. Bu yeti duyu izlenimlerini sağlamaya yarar. İnsan için en önemli olan düşünen öz yapıcı ve bilici güçlerle donatılmıştır. Yapıcı güç (us) gerekli ve özel eylemler için gövdeyi uyarır. Bilici güç ise, yapıcı gücü yönlendirir. Özdekten ayrılan tümel biçimlerin izlerini alır. Bu biçimler soyutsa onları kavrar, değilse soyutlayarak kavrar. İnsanda iyiyi kötüden, yararlıyı yararsızdan ayıran yapıcı güçtür, bu nedenle bir istenç niteliğindedir.

Us konusunda İbn-i Sina ayrı bir düşünce ortaya atmıştır. Ona göre us beş türlüdür. Özdeksel us, bütün insanlarda ortak olup, kavramayı, bilmeyi sağlayan bir yetenektir. Bir yeti olarak işlek us, yalın, açık ve seçik olanı bilir, eyleme yöneliktir, durağan bir güç niteliğinde değildir. Eylemsel us, kazanılmış verileri kavrar ve ikinci aşamada bulunan ustan daha üstündür. Kazanılmış us, kendisine verilen ve düşünebilen nesneleri bilir. Aşama bakımından usun olgunluk basamağında bulunur. Bu aşamada usun kavrayabileceği konular kendi özünde de vardır. Kutsal us, usun en yüksek aşamasıdır. Bütün varlık türlerinin özünü, kaynağını, onları oluşturan gücü, başka bir aracıya gereksinme duymadan, bir bütünlük içinde kavrar.

İnsan, ayrıntıları duyularla algılar, tümelleri usla kavrar. Tümelleri kavrayan yetkin us, nesneleri anlama yeteneği olan etkin usa olanak sağlar. İnsan usunun algıladığı ayrıntılar, kendi varlıkları dolayısıyla değil, nedenleri yüzünden vardır. Us, bu kavranabilir nesneleri kazanabilmek için ilkin duyu verilerinden yararlanır. Sonra duyu verilerini usun genel kurallarına göre işlemden geçirir, yargıları ortaya koymada onları aşar.

Yaratılış konusunda İbn-i Sina, varlığın sıralı düzeninde, "bir'den bir çıkar" ilkesine dayanır. İlk "bir", zorunlu varlık, Tanrı'dır. O'nun varlığı yalnız kendisini gerektirir. Var olma, Tanrı'nın özünden gelen gerekimdir. İlk neden ilk gerçekliktir. Tanrı'dan ilk us ortaya çıkar. Çokluk bu usla başlar. Bundan da felek ve nefsin usları türer. Her ustan da, o usun özü ve cismi oluşur. Us cismi aracısız olarak devindiremeyeceği için, uslar sırasının sonunda etkin us, akıl bulunur. Ondan da dünya ile ilgili nesnelerin maddesi, cisimlerin biçimleri ve insan özleri doğar. Etkin us, tümünün yöneticisidir. Yaratılış önsüzdür ve yeri de maddedir. Madde, soyut ve tüm varlığın öncesiz olanı, nefsin eylem alanı, sınırı ve tüm parçaların kaynağıdır. İlk us, kendisini ve zorunlu varlığı bilir. Buradan ikilik doğar. İlk us kendinde olanaklı, ilk varlık için ise zorunludur. Her tikel feleğin ilk kımıldatıcısı vardır. İlk kımıldatıcıları eyleme sokan tinsel varlıklardır. Her feleğin de iyiliğini düşünen kımıldatıcı bir nefsi vardır. Nefsin eylemi, etkin usa ulaşır.

Evrenin varlığı, zorunlu olan, Tanrı'yı gerektirir. Başka bir varlığın etkisiyle var olan evren sonsuz olamaz. Devinme, nesnenin özünde saklı güçten doğar. Her nesnenin özünde devindirici bir güç vardır. Nesne kendini kendinin etkin öznesi değildir. Bu güç, nesneye biçim de kazandırır.

İbn-i Sina metafiziği genelde Aristoteles metafiziği ile Yeni-Platonculuk ve Kelam'ın bireşimidir. Konusu, ilkler ilki, tüm oluşların, yaratışların, varlık bütününün kaynağı olan Tanrı'dır. Tanrı, bütünlüğü nedeniyle nesnelerde, olay ve eylemlerde görünüş alanına çıkar. Varlık vardır, yok olamaz.

Varlık üç bölüme ayrılır:

1- Olanaklı varlık, nesnelerle ilgili değişimin, oluş ve bozulmanın egemen olduğu varlıktır. Bu varlık ortamında görülen ne varsa belli bir süre içinde başlar ve biter.

2- Kendiliğinden olanaklı varlık. Olanaklı olmasına karşın, ilk nedenle ilişkilerinden dolayı zorunluluk kazanır. Tümellerin, yasaların bulunduğu evren. Gökkürelerin usları böyledir.

3- Kendiliğinden zorunlu varlık, ilk neden ya da Tanrı'dır. Değişmez ve çoğalmaz. Çokluklar ondadır. Tanrısal zorunluluk ilkesi tüm yaratılanların da temel ilkesidir.

İbn-i Sina'nın benimsediği tanrıbilim dört ana konuyu içerir; Evren, öte dünya, ahiret, peygamberlik, Tanrı.

Evren yaratılmıştır. Yaratıcı ve var edici Tanrı'dır. O Kelamcılar'ın dediği gibi özgün yapıcı değildir, zorunludur. İlk neden önsüz ve sonsuzdur. Evrenin yaratılması, Tanrı'nın daha önceden varoluşunu gerektirir. Evrenin bütününde yer alan gök katları tanrısal evrenin varlıklarıdır, bunların özleri meleklerdir. Madde dünyasında oluş ve bozulma vardır. Onların tanrısal niteliği yoktur. Bu yaratma olayı da bir fışkırmadır.

Ölüm, tinin gövdeden ayrılmasıdır. Gövdelerden ayrılan tinlerin geldikleri kaynakta toplanmaları insanda öte dünya kavramını oluşturur. Ruh, tinsel bir tözdür, ölümsüzdür. Gövdeye egemendir. Ruh gövdeye girmeden önce etkin usta vardı. İnsana bireyselliğini kazandıran odur. Gövdenin yok olması, ruhun varlığını etkilemez. Dirilme tinseldir.

İnsanları yaratan Tanrı, onlara verdiği özgür istençle iyi ile kötüyü seçme olanağı sağladı. İstenç özgürlüğü, usla utku arasındaki çatışmadan ve ilkinin üstünlüğünden doğar. İnsan elinden çıkan bütün bağımsız eylemler tanrısal kayra ile gerçekleşir. Özgür istenç tüm insanlarda vardır. Peygamberler de bu bakımdan birer insandır. Ancak, onlarda insanların en yüceleri olan bilginlerde, bilgilerde olduğu gibi bir seziş vardır. Bu üstün seziş gücü, kavrayış yeteneği peygamberlerin etkin us ile buluşmalarını, gerçekleri kavramalarını sağlar. Bu üstün güç ve kavrayış vahy adını alır. Üstün anlayış gücü taşıyan melekler, vahyi peygamberlere ulaştırırlar.

Tanrı, özü gereği bilicidir. Kendi özünü bilmesi yaratmayı gerekli kılar. İbn Sina İslam dinine ve Kuran'a dayanarak bilmeyi yaratma olarak niteler. Yaratma eylemi Tanrı'nın kendi özüne karşı duyduğu sevgiden dolayıdır. Tanrı tümelleri bilir. Tikellerle ilgili bilgisi de, tümel nedensellikleri bilmesindendir.

Madde ve biçimin ilişkileri üzerinde bilimleri iç bölümde ele alırlar:

1. Maddeden ayrılmamış biçimlerin bilimi: Doğa bilimleri ya da aşağı bilimler.

2. Maddesinden iyice ayrı biçimlerin bilimi: Metafizik, mantık gibi yüksek bilimler.

3. Maddesinden ancak zihinde ayrılabilen, kimi yerde ayrı kimi yerde bir olan biçimlerin bilimi

Matematik, geometri, orta bilimler. Zihin bu biçimleri doğru olarak maddesinden soyutlar. Felsefe ise, kuramsal ve pratik diye ikiye ayrılır.

Kuramsal olan, bilmek yeteneğiyle elde edilen bilgileri kapsar. Doğa felsefesi, matematik felsefesi ve metafizik gibi pratik felsefe, bilmek ve eylemde bulunmak üzere elde edilen bilgilere dayanır.

Şimdi yukarıdaki bilgileri genişçe açıklayalım....

İKİNCİ BÖLÜM

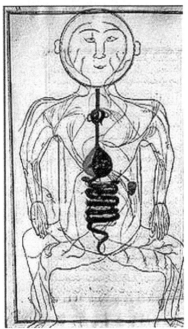

İbn Nefis'in çizimi: Akciğer kan
dolaşımı ve sindirim sistemi.

İBN-İ SİNA VE VARLIK FELSEFESİ

VARLIK FELSEFESİ VE İBN SİNA*

Bu bölüm, İbn Sina'nın felsefe çözümlemesinin anlaşılabilmesi için iki ana kısma bölünerek araştırma konumuza ışık tutmaya çalışır. Önce genel varlık sorunsalı sonra da filozofun bu konudaki açıklamalarını sunacağım.

Genel Olarak Varlık Sorunsalı Varlığı varlık bakımından kendine konu edinen Metafizik, genel olarak sorun taşıyan problemli bir alandır. Metafiziğin bu hususunun Antikçağdan günümüze kadar, hep var olageldiği bilinmektedir.

Metafiziğin anlaşılması zordur. Çünkü duyumun ötesinde akılla alakalıdır. Bunun içindir ki farklı dönemlere mensup filozofların varlığı değerlendirmeleri farklı açılardan oluşmuştur. Metafiziğin farklı bir alan olduğunun sorduğu sorulardan da anlaşılabilir. Nitekim bu sorular eski çağlardan günümüze hep yinelenmiş olmasına rağmen çoğunun cevabı verilebilmiş değildir.

Genel olarak, varlık var mıdır? Var olan nasıl meydana gelir? Acaba görünmeyen var olmayan mıdır? Sorularının yanında özellikle ruhun varlığı düşüncede hep anlaşılmayanlar olarak yerini almıştır. Ruhun varlığı nasıldır? Ruh bedenle birleşik mi? Yoksa bedenden ayrı bir şey mi? Ruh görünmeyen madde olmayan bir varlık mı? Şayet beden ile birleşikse madde olan ile nasıl bir araya gelir. Bu şekilde problem olmakla beraber ruhun sonsuzluğu konusu da problemdir. Halbuki biz asıl sonsuz olanı Allah olarak biliriz Allah'ın sonsuzluğu yanında Ruh'un sonsuzluğu nasıl olabilir ki?

Belki de bilim adamları bu sorunlardan kaçmak için metafiziksiz bir bilim anlayışı olarak pozitivizmi ortaya çıkarma ihtiyacını duymuş oldular. Konu ile alakalı olarak İbn-i Sina'nın problemi, yaratmayla alakalı olarak görür. Onun düşüncesinde varlık iki türlüdür: varlığını kimseden almayan zorunlu varlık ve varlığını başkasından alan mümkün varlık. Nitekim mümkün varlık, varlığını zorunlu olandan alır. Fakat bu olma, yani varlığa gelme hadisesi nasıl gerçekleşir. İşte İbn-i Sina probleminin iki veçhesiyle karşı karşıya kalır. Bir yandan tam anlamıyla tek olan iki sebep ve zorunlu varlık; öte yanda ilk sebebin kendilerine bahşetmesine göre varlık alacak olan bu mümkün zatlar. Bu ikisi arasında nasıl bir bağ kurulabilir? İşte yaratma konusunun bütün problemi de buradadır. İbn-i Sina, varlığın Tanrı'nın iradesi ile var olduğunu savunur. Fakat irade ihtiyaçtan doğan bir şeydir. Yani ihtiyaçla alakalıdır. Biz biliyoruz ki Tanrı hiçbir şeye muhtaç değildir. Bu açıdan irade etmesi ne anlama gelir? Ya da İbn-i Sina bunu hangi amaç ile kullanmış, bu ise tartışmalıdır.

Görüldüğü gibi metafizik İbn-i Sina açısından da problem teşkil etmektedir. Bunu içindir ki İbn Sina'nın varlık ve yaratma ile ilgili açıklamalarında zaman zaman tutarsızlıklar görülür.

İbn-i Sina'nın Varlığı Kavrayışı;

İbn-i Sina varlığı ele alırken onun, zihin ile sıkı bir bağıntısını kurar. Varlık, zihin ile alakalıdır ve zihin ile anlaşılır. İbn Sina, varlığın zihinde sabit olarak yer aldığı düşüncesine bağlıdır. Bu varlık değişmez, daimdir. Diyebiliriz ki, zihin-varlık ilişkisi birbirlerini tamamlayan ayrı iki husus olarak görülür. Biri olmadan diğerinin olamayacağı bir durum arz etmekle beraber, tek birinin varlığı da herhangi bir anlam ifade etmemektedir.

Buradan hareketle filozofumuz varlığı, zihinde açık bir şey olarak niteler. Yani varlık sözü zihindedir ve biz bunu açık bir şekilde bilebiliriz. Onun "varlık sezgisi yolu" bu hususu açıklar mahiyettedir. «İnsanın kolu, insanın bacakları» dediğimizde bir izafet yapmış oluyoruz. Bunlar birbirinden ayrılabilir. Burada insana kol ve bacaklar izafe edilmiştir.. Eğer kol yok farz edilse, insan yine insandır. Bir kimseye, sen bu şekilde organlarından mahrum olduğunu farz ettiğinde, kendi varlığını duyar mısın? Denilse, o kimse "evet, organlarım olmasa da yine ben varım" der. İşte varlık sözü, insan zihninin sorgusuz, sualsiz kabul ettiği, hiçbir şeye muhtaç olmadan kavramını benimsediği bir sözdür.

İbn-i Sina varlık sözüne açıklık getirmek için bir tür akıl yürütme ile mahiyet ve hüviyetten bahseder. Mahiyet, bir kavramın zihindeki tasavvuru olarak tanımlanır. Hüviyet ise, bir şeyin dış dünyadaki varlığıdır. Mahiyet ve hüviyet, asıl itibari ile yaratılan varlığa açıklık getirmek için kullanılır. Bizler yaratılmış olanı ancak böyle bir ayrıma giderek anlayabiliriz. Nitekim zihindeki her kavramın mahiyeti vardır ama her kavramın gerçekliği yoktur. İnsan kavramını ele alalım, bu kavramın mahiyeti onun zihindeki halidir. İnsan kavramının gerçekliği ise dışındaki Ahmet, Mehmet, Ayşe vs. gibi fertleri göstermesidir. "Ahmet insandır" dediğimizde, aslında Mehmet'inde Ayşe'nin de Ahmet ile beraber insanlıkta müşterek olarak yer aldığı ifadesini belirtir. Genel anlamda yine bu açıdan bakarsak varlık, umumi ve özel olarak iki farklı husus olarak karşımıza çıkar. Umumi genel olarak zihinde tasavvur edilendir. Aynı şekilde özel olan ise dış dünyada karşılığını bulan ve her birini diğerinden ayıran, fertlere ayrılan varlıklardır.

Hem mahiyeti hem de gerçeği olan ve mahiyeti gerçekliğinden ayrılabilen varlıklar birleşiktir. Dolayısıyla bunların tanımı yapılabilir. Meseleye zorunlu varlık açısından bakılırsa bu iki özellik onun için nasıl olur. Burada İbn-i Sina zorunlu varlık için ayrı bir mahiyetin düşünülemeyeceğini, onun varlığı ile mahiyetinin birbirinden ayrılmaz olduğuna vurgu yapar. Mahiyeti onun varlığından ayrı değildir. Bu bakımdan o basittir. Basit oluşu sebebiyle mantıkça onun tam tanımı yapılamaz.

Sonuçta İbn-i Sina varlık kavramını üç şekilde dile getirir. (Tunç 1984, 203)

a) Mutlak Varlık: İnsanın farkında olduğu bir zihin içi ve bir zihin dışı varlık vardır. Bir şey varlık olarak ya zihindedir veya zihnin dışındadır.

Zihinde var olanın dışarıda varlığı gerekmez, fakat dışarıda var olan, zihinde var olabilir. Şu halde insanın var olanı yerleştireceği ve bağlayacağı zihin içi ve zihin dışı olmak üzere iki saha vardır ve bu sahalarda bulunan varlıkların birtakım özellikleri bulunmaktadır. İşte mutlak ve soyut varlık bu iki sahadan ve sahalardaki özelliklerden sıyrılmış, hiçbir şarta ve kayda bağlı olmayan tertemiz varlıktır. Bu varlık ne ise odur ve varlığın ta kendisidir. Mesela "insanlık" dediğimiz zaman zihinde ve dış dünyadaki kavramını, anlamını ve fertlerini hiç hesaba katmadan insanlık söz olarak bir anlam vermektedir ki, bu anlam ne tek tektir, ne çoktur, ne küllidir, ne cüz'idir, ne cins, ne tür ve nede fasıldır.

İşte böyle bir var olana, mutlak veya soyut varlık deniliyor.

b) Zihinde Varlık: Yukarıdaki "insanlık" sözünü zihinde bulunan bir varlık olarak algıladığımız zaman cins, tür, fasıl, külli, cüz'i teklik ve çokluk gibi özelliklerle vasıflandırmış oluruz. Zihinde var olan varlık, böylece kavramlar ve anlamlardır.

c) Dış Dünyada Varlık: Bunlar da zihnin dışında var olan fertler, teklik ve şahsiyet kazanmış belirgin hale gelmiş gerçek varlıklardır.

Varlığa İlişkin Görüşleri:

İbn-i Sina, ilk ilke ya da ilk prensibe dayanarak, birbirine bağlı bir varlık kategorisini oluşturur. Varlık, ancak ilk ilke'nin bilinmesi ile anlaşılır. Varlık kategorisinde, varlıklar ya da var olanlar ilk prensiple başladığı gibi onda yine aynı şekilde sona erer. Bundan dolayı İbn-i Sina'nın varlık ile ilgili görüşlerinin temelini ilk ilke teşkil eder.

"Varlık" kavramı bir şey ve zorunlu örneklerindeki diğer ve "aşkın" kavramlar gibi, zihin tarafından doğrudan kavranır; çünkü o en basit kavramdır ve bu sebeple başka kavramlara dayanılarak tarif edilemez. Gerçekten bu kavram o kadar şümullüdür ki, karşıtı olan yokluk bile ona müracaatla kavranabilir. (Fahri 1992, 134)

"Varlığın tanımı nedir?" şeklindeki bir soruya İbn-i Sina, tıpkı niçin bütün parçadan büyüktür diye sorulamazsa, aynı şekilde varlık için de "nedir?" diye sorulamaz. Çünkü varlık kendiliğinden tasavvur edilir, bütün tasavvur edilenlerden daha yalın (basit) ve öncedir (evvel) diyerek cevap verilir. Bu niteliklerinden ötürü "varlık" kavramı, kendi dışındaki bütün kavramların nedeni olmaktadır.

Hatta "yokluk" kavramı bile ona dayanılarak anlaşılabilir. (Peker 2000)

Varlığın temel izahından hareketle şunu söyleyebiliriz, kavramsal boyutuyla nasıl ki varlık öncedir ve mevcut olan bütün kavramları önceleme niteliğini gösterir, aynı şekilde varoluş boyutuyla da varoluş sahasında bütün var olanların öncesidir ve dolayısıyla bütünün sebebidir. Bunun gibi yine her kavramın mahiyetinin sebebi o olduğu gibi, her kavramın gerçekliğinin sebebi yine odur. Nihai olarak bütün var olanlar silsilesi ona gider ve onda son bulur.

İbn-i Sina'nın düşünce sisteminde her varlık, özüne oranla ya "vacib"dir veya değildir. Bu değerlendirme de varlık, diğer bir varlık göz önünde tutulmadan ele alınmıştır. Eğer bir varlık için, var olma niteliği bir nitelik ise, o varlık gerçek varlıktır; yani o, kendi özüyle (zorunluluktur). Var olmak için dışarıdan herhangi bir şeye ihtiyaç yoktur, varlığı kendisiyle kaimdir. Eğer varlık mevcut, fakat varlığı zorunlu değilse, bu taktirde mümkün varlıktır. Herhangi bir şeyin var olabilmesi için bir sebep yoksa imkansız (mümteni)dir. (Altıntaş 1985, 51)

Böylece İbn-i Sina'nın varlığı iki kategori halinde değerlendirdiği açık olarak görülür. Bu ayrımı açıklarken İbn Sina, zorunlu olanın zorunlu olduğuna vurgu yapar. Zorunlu varlık varolmak için başkasına ihtiyaç duymaz. Onun özelliği tamdır. Mümkün varlıklar ise zorunsuz olanlardır. Yani varlıkları ve yoklukları düşünülebilen nesneler mümkün varlıklardır. Vacip olmadan kasıt filozof açısından Tanrıdır. Yani vacip varlık ilahi olana, Tanrıya tekabül eder.

Her şeyin bilgisi ilahi olanda mevcut olarak bulunur. Varlık silsilesi onun bilgisi dahilinde oluşur. Ondaki bilme aynı zamanda varlık verme özelliğini taşır. Onun bilmesini İbn Sina ilahi akıl olarak nitelendirir. Ona göre alem ilahi akılda tasarlandığı için ve tasarladığı şekliyle varlık kazanır. İbn-i Sina buna sudur nazariyesiyle açıklık getirmeye çalışır.

Filozof sudur sürecini ilk ma'lülden itibaren şu şekilde açıklamaktadır; ilk ma'lül, yani varlık verilen ilk şey, kendinde mümkün, evvel ile "zorunlu" olan bir akıl olduğu için kendini ve "zorunlu" olarak evvel'i akletmektedir. Yani onun aklettiği şey kendisinin sebepli olduğudur. Varlığını ve zorunluluğunu aldığı

Evvel'i ve kendisinin varlık ve zorunluluğunu başkasından almış mümkün bir varlık olduğunu bilmektedir. Dolayısıyla kendi mümkün varlığı hakkındaki bilgisi ile ilkesi hakkındaki bilgisi farklılaşmıştır. Onun kendisini akledişi Evvel'in kendini akledişi, kendisi sebepli olmadığı için böyle bir farklılaşmaya yol açmaz. (Kutluer 2002, 201)

Varlığın İmkanı;

Söz konusu varlık ile ilgili açıklamalarda geldiğimiz nokta itibari ile varlığın imkan unsurunun bir derecede anlaşılır nitelikte olduğu kanısındayım. Bir şeyin mümkün olabilmesi için mutlak surette başka bir varlık tarafından yaratılmış olması ön şarttır. Çünkü bunlar varlık anlamında olabilirler de olmazlar da. Yani varlıkları düşünülebildiği gibi, yoklukları da düşünülebilir. Zorunlu olmayan (mümkün) varlıklar bizzat kendinden var olanlar değildir. Bunların mevcudiyeti kendi kendine meydana gelmez. Onlar mevcudiyet itibari ile başka bir varlığa, bir sebebe bağlı olan varlıklardır. Mümkün varlık. Başka bir varlık tarafından zaruri kılınan varlıklardır. Varlık başka bir varlığın mevcudu ile mevcuttur. Başkasının varlığı ile o varlık olarak var olur. "Evrendeki bütün mevcutlar, kendi başlarına var olmak imkanına sahip bulunmayan mümkün varlıklardır. Zaruretleri, sebeplerinde olan varlıklardır. Onların mevcudiyet kazanabilmeleri mutlaka başka bir mevcuda, bir illete bağlıdır. Diğer bir deyimle, bizatihi ve zaruri olarak mevcut olamayan her şey ancak daha önce vücut bulmuş başka bir varlık sayesinde varlık kazanabilir. (Ulutan, 2000, 58)

Varlıkta zat ve vücud (varlık) ayırımı, ancak mümkün varlık için söz konusu olabilen bir husustur. Mümkün varlıkların zatları vücutlarından ayrıdır. "Bu ayırımın ana fikri mümkün varlıkların ontolojik gerçeklerinden ayrı olarak birde kavramsal olduğudur". Bunlar zihinde tasarlanabilir. Ve ayrıca düşünülenlerin dış dünyada tikel olarak karşılıkları görülebilir. Ayriyeten bu ayırım onları tanımlama imkanı yaratır.

İbn-i Sina, varlığın mümkün boyutunu hassas telakki ederek, meseleyi ikili bir ayırıma giderek aşağıdaki şekilde açıklamaya çalışır: (Korlaelçi 1984, 281)

a) Zatı itibarı ile varlığı sorunsuz ancak kendi dışındaki bir sebebe yani Tanrı'ya bağlılığmdan dolayı zorunlu olan varlıklar (Bir bakıma zihinde olan varlıklar): Bu varlıklara bir takım sıfatlar verilir. "Bu sıfatlar tümel, tikel, fasıl, cins ve tür, tek ve çok sıfatlarıdır. Bunlarla nitelenen varlıklar zihinde mevcuttur. Bu nitelikler dışında bulunmazlar. Zihni varlıklar demekten maksat, zihin varsa ve zihin bunları düşünen yoksa onlar da yoktur." Bu varlıklar arasında felekler, akıllar, ruh ve nefs sayılardan başka bir şey değildirler. Fakat ilk illet ile münasebetleri dolayısı ile ondan zarurilik vasfını alırlar. Aklın varlığının zaruri oluşu, kendini ve kendinden evvel olan "Vacib Vücüd Bizatihi" yi zaruri olarak kabul edişindendir."

b) Varlığı sorunsuz varlıklar (dış dünyadaki varlıklar): Bu varlıklar sınıfına doğan ve yok olan her varlık girer.

Zorunlu Varlık Olarak Ele Alışı:

Mümkün varlık, başka bir varlıktan dolayı sonradan meydan gelen varlıktı. İşte bu varlığı veya varlıklara vücut veren, onların imkanına neden olan varlık İbn-i Sina düşüncesinde zorunlu mutlak bir varlıktır. O, varlık verendir. Bütün varlıklar onun varlığının neticesi olan tanımlanıp, alemde yerini alır.

Zorunlu varlığın, var olmadığı hiçbir suretle düşünülemez. Bunun düşünülmesi büyük bir çelişki yaratır. Nitekim, varlığı ve yokluğu farz edilebilen mümkün varlık, ancak zonmlu varlığın var olduğunu düşüncesi ile açıklanabilir ve anlaşılabilir. "Kendisiyle zorunlu varlığın yokluğu imkansız olan varlık oluşu, sırf kendi mutlak ve bağımsız varlığı bakımındandır. Varlığım kendisiyle açıkladığımız bir başka varlık ya da varlıklar bütünü yoktur. O kendisinden başka varlıklardan tamamen bağımsız biçimde vardır. Kendisi kendi varlığı, öteki varlıklardan bağımsız biçimde açıklamaktadır."

(Kutluer 2002, 93)

Zorunlu varlığm yokluğunun olmayacağı düşüncesine sahip her zihin, onun bütün var olanlardan önce var olduğu düşüncesine de zorunlu olarak sahip olur. Çünkü hiçbir şekilde yok olamayan, ya da yokluğu hiçbir şekilde düşünülemeyen zorunlu varlık, sonradan meydan gelenlerin zorunlu olarak öncesidir. Yine aynı bağlamda "Tüm kozmik varoluş göz önüne alındığında, O bütün varlıklardan öncedir. Hiçbir varlık onun varlığının sebebi olamayacağı için, onun varlığını önceleyemez. Hiçbir varlığın Evvelden önce geldiği düşünülemez." (Bayraktar 1984, 468)

Zorunlu varlık önce olduğu için bütün varlıkların sebebidir. Yani sebep olmak için zorunlu olarak en Evvel olmak gerekir.

İbn-i Sina varlığın Evvel olması hususunu şu şekilde açıklar:

"Varlık düşünce ve algılardan öncedir. Varlık olmaz ise, düşünce ve algılar bizde olmazlar. Çünkü, en az gerçekliği olan hayaller bile yine daha önceki gerçeklikleri, ister olaylar ve görünürler sahasında, isterse görünmezler sahasında olsun, saptanmış ve düşünülmüşlere dayanırlar. Hayal etmek demek, var olanların zihindeki algılarını şu veya bu şekilde yeniden, eksiğinden ızdırabını, çokluğundan sevincini ve arzusunu duyduğumuza göre canlandırmak ve içeride yaşamaktan ibarettir." (Bayraktar 1984, 463)

Meseleye mantık açısından bakan İbn-i Sina, Evvel'in varlığından başka bir mahiyetinin olamayacağının altını çizer. Kendi ifadesiyle "Evvel'in, varlığında ayrı bir mahiyeti yoktur. Çünkü kendisiyle zorunlu varlığın, zorunluluğunu gerektiren bir mahiyeti olduğu düşünülemez."

"Evvel'in varlığından başka bir mahiyetinin olmaması demek cinsinin olmaması demektir. Evvel'in cinsi ve faslı olmadığından tanımı yoktur. Böyle olmadığı gibi, onun dengi ve zıttı da yoktur (Kutluer 2002, 122). Cinsinin olmayışı onun diğer varlıklardan ayrı olarak bir tür olmadığı anlamındadır. Evvel ayn bir tür değildir. Dolayısıyla O bu anlamda bileşik değildir. Onun mahiyeti ve varlığı aynı düşünülemez çünkü ikisi zorunlu varlık için aynı şeyleri ifade eder.

İbn-i Sina zorunlu varlığı bütün varlıklardan en yetkin olan olarak niteler söz konusu bu yetkinlik, tüm noksanlıklardan ve eksiklikten uzak olmak anlamında bir yetkinliktir. O varlık veriyor oluşu sebebiyle eksiksizdir ve tamdır. Varlık olan bu anlamda eksiktir, noksandır. Onun varlık vermesi varlığından hiç bir şey eksiltmez. Bu şekilde onun eksiksizliği daimdir. Buna bağlı olacak, yani varlığı veren varlık olarak zorunlu varlık her şeyin sahibidir. İbn Sina, bu bağlamda "Bilir misin melik nedir?" diye sorar cevabını şöyle verir: "Gerçek anlamda melik, mutlak bir sahiplik niteliğine sahip, gerçek anlamıyla varsıl (el-Gani) demektir. Hiçbir şey, kendisi olmak için ondan "müstağni" kalamaz onun sahipliği olmaksızın varlığın, sürdüremez; Ondan geldiği, ondan ötürü var olduğu için her şey ona aittir; gerçek Varsıl O dur. Ondan başka her şey onun sahipliğindedir"

Konunun Epistemolojik açıklaması olarak İbn Sina zorunlu varlığa "sırf akılsaldır." der. Böylece o maddeden ayrı olarak kavranmalıdır. O, maddede değil, maddi niteliklerden tamama bağımsız olandır.

"Zorunlu Varlık, Akıl, akıl eden ve akıl etme objesidir. Öyleyse O, tam anlamıyla bizzat O'nun zatını ve kemalini anlatıyor. Hiçbir surette sarf-ı nazar edemeyecek olan, yaratıcıyı kadir, ilk sebep olarak anlamaktadır." (Kutluer 2002, 106)

Bütün bu özelliklerden dolayı, alemdeki bütün bilgiler zorunlu olarak onda mevcuttur. "Onun alem hakkındaki bilgisi, alemin ve aleme varlık verme (icat) fiilinin sebebi oluşu bir ve aynı şeydir. O'nun bilgisi ile varlık vermeye yönelmesi ayrı ayrı aşamalar değildir; bilmek, istemek ve yapmak on'dan tek bir etkinliktir. O'nun bilgisini, insandaki muharrik güçlerin ürettiği irade gibi bir iradenin izlemesi söz konusu olamaz. O'nun hayatı belli muharrik güçlere ve bu güçlere karşılık gelen organik yapılara ihtiyaç hissettirmeksizin Akl'ı irade'yi ve fiili bir ve aynı etkinlik kılar."

İBN-İ SİNA'DA 3 MESELE

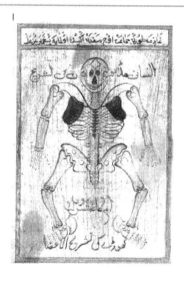

Meşşai geleneğinin önemli bir temsilcisi kabul edilen İbn-i Sina düşünce sisteminde eleştirilerin aksine akılla birlikte deney ve gözleme de ağırlık vermiştir. Düşünce yapısının bu bütünlüğünü, Razi ve Farabi sistemlerini birleştirerek gerçekleştirmiştir. Bu yönüyle skolastiğe en yetkin şeklini kazandıran ilk düşünür olarak görülmektedir. Hayatının son dönemlerinde sufilik eğilimleri artmış ve meşşailiğin temel niteliği olan rasyonalizmden sezgicilik ve irrasyonalizme doğru gelişmeler izlenmiştir. Öyleki bu dönemdeki yaklaşımları dikkatle incelendiğinde daha sonraki devirlerde sistematik olarak kurulumu gerçekleştirilecek olan işrakilik ve vahdeti vücut düşüncelerinin tohumlarını barındırdığı söylenebilir. (Fahri, 1992: 130)

İbn-i Sina felsefesi bir bakıma varlık felsefesidir. Varlığı vacip ve mümkün olarak ikiye ayırır. Aklın varlığını zorunlu olarak bildiği ve kabul ettiği vacip varlıktır. Varlığı sebeplere bağlı olarak gerçekleşen, bir tercih sonucu ortaya çıkan mümkün varlıktır. Ayrıca olması düşünülemeyen ve imkânsız olanı ifade için de mümteni ya da müstehil varlık ifadelerini kullanır. Varlığı, varlık olması bakımından ele alır ve sistemini bunun üzerine bina eder. Bir şeyin akıldaki varlığı ile gerçek hayattaki varlığını ayrıştırır. Akli varlığa "mahiyet", reel varlığa da "hakikat" adını verir. Bu ayrıştırma zorunlu varlık için geçerli değildir. Onun mahiyet ve hakikatı aynıdır. Oysa mümkün varlıkların mahiyetleri hakikatlerinden öncedir.

Vacip varlık yokluğu tasavvur edilemeyen varlıktır. İbni Sina, selefi Farabi'nin kullandığı ontolojik ve kozmolojik delilleri daha da sistematik hale getirerek kendisi de kullanır.

İbni Sina'da kötülük problemi aynı zamanda Tanrı-Âlem ilişkisi düşüncesini de ortaya koyar. Ay-altı âlemi diğer âlemlerden ayırır ve sözde kötülüğün sözkonusu oluşunu bu ay-altı aleme tahsis eder. Ayrıca O'na göre türler korunmuştur. Kötülüğe maruz kalışı söz konusu olan sadece fertlerdir. Sonuç olarak kötülük nicelik olarak çok olsa da çoğunlukla karşılaşılan bir durum olmayıp istisna-i olarak maruz kalınan bir durumdan ibarettir. Ay-altı alemde olan durumun, olabilesilerin en iyisi olduğunu ve yetkin bir nizamın bu şekilde gerçekleştiğini, bunun pek çok hikmetler içerdiğini ancak mümkün varlık olan insanın Hakkın hikmetini anlayamayacağını ileri sürer. (Taylan, 1994: 203)

Filozof Metafizik bilgiyi (hikmet) teorik ve pratik olarak ikiye ayırır. Teorik olanı, ilm-i esfel (doğa bilimi), ilm-i evsat (matematik ve mantık) ve ilm-i a'la (ilk felsefe) dır. Pratik hikmet ise: siyaset, ekonomi ve ahlaktan oluşur. İbn-i Sina'da ele aldığımız üç mesele filozofun hem bilgi hem de varlık konusundaki düşüncelerini öz olarak anlamak ve aktarmak açısından uygun bir seçim olduğu kanaatindeyiz. Ayrıca Din felsefesinin en temel problemlerinden biri olan kötülük meselesi hakkında düşüncelerinin zikredilmesi, O'nun bu alanda ne kadar büyük ve kalıcı bir etki sahibi olduğunun kanıtı, düşüncenin günümüze kadar kat ettiği yol boyunca O'na ait izleri taşıması bakımından da ne kadar derinlikli bir hakikat bağlısı olduğunun göstergesidir.

Gazali ile başlayan süreçte daha sistematik eleştirilere maruz kalmış, bazı ifadelerinin yanlı yorumlanması sonucu dışlanma ve ötekileştirilme operasyonlarından nasibini almıştır. Ama hiçbir dönem de bağlısı bulunduğu hatta daha da ileri giderek kurucularından olduğunu söyleyebileceğimiz İslam Felsefesinden ağırlıklı etkisini yitirmemiş ve değişen dönem ve konjonktüre bağlı olarak farklı nitelendirmelerle de olsa öncülüğünü korumuştur.

A- VARLIK BİLİNCİ'NİN ÖNCELİĞİ

İbn-i Sinaya göre bir insan eşyadan bütünüyle tecrit olunduğunda, kendi bedeni ve sahip olduğu organlar da dâhil olarak çevresiyle topyekûn ilişkilerini kopardığında, tek bir şeyin var olduğunu şüphe edilmeyecek bir netlikte bilir: O da kendisinin var olduğudur. Bu tablonun gerçekleştirilmesi kolay değildir. Ama şartların sağlanarak gerçekleştiğini varsaydığımızda kuşkuya yer bırakmayacak bir ispat şekli ile kendi "ben"inin mevcut bulunduğunun farkındalığına sahip olur.

Bu "ben" ya da "ruh" veya "nefis" olarak isimlendirebileceğimiz ve idrak edenle (bilincine varanla) ispat olunanın özdeş bulunduğu şeyin dışındakiler varoluşları bakımından asla bunun gibi değillerdir. Yani varoluşlarının bilinirliği hiyerarşik bir ardışıklık özelliği taşır ve "olmazsa olmaz" ölçüsünde bir gereklilik arz etmezler.

Hissetmek, akletmek, düşünmek gibi eylemler bu cisimsiz varlığın fonksiyonlarıdır." Nefsi natıka" dediğimiz şey de budur. "Mademki düşünüyorum, o halde varlığım kesindir." diye özetlediğimiz Descartes'in ünlü sözünde varlığından bahsettiği şey işte bu varlıktır, biyolojik varlığı değildir. Bu cisimsiz varlığın temasta olduğu, etkilediği ve etkilendiği başta biyolojik varlık (hayvan) olan bedeni ve organları ile 2.ci, 3.cü ve ilerleyen derecelerde iletişim kurduğu varlıklar söz konusudur. Nefis bunları kendi özüne ait şeylermiş gibi telakki eder. İşin aslı böyle değildir. Kişi normal hayatta bineğinin, barınağının, uğraşılarının ve hatta elbisesinin bir parçası olmadığı gibi nefis dediğimiz cisimsiz varlığın da beden ve organlar dâhil bileşikler âleminden olan şeylerle parça bütün ilişkisi söz konusu olamaz.

Edebiyatımızda "can kafeste bir kuştur" şeklinde kuş ve kafes metaforuyla beden-ruh ilişkisi duyulur âlemdeki karşılıklarıyla temsil edilmiştir. Bu gerçekliği kavramakta karşılaşılan güçlüğün sebebi ise alışkanlıklarımızdır. Bunu filozofumuz çok nefis bir benzetmeyle açıklığa kavuşturur. İnsan kendini düşünüp hayal ettiğinde elbiseli olarak hayalinde canlandırır. Oysa elbise beni ben kılan bir unsur değildir. Ne var ki devamlı elbise giyişimiz dolayısıyla onunla ayrışık olmayı düşünebilmekte zorlanmaktayız. Dolayısı ile basit bir cevher olan ruhumuzu ilave şeylerle düşünüyor olmamız alışkanlıklarımıza olan bağlılığımız ile açıklanabile-cek bir durumdur. (Kaya, 2010: 295)

B- İNAYET VE ŞERRİN İLAHİ KAZADA BULUNUŞU (KÖTÜLÜK PROBLEMİ)

1- Âlemde olup biten ilginç olaylar bitkilerin, hayvanların ve insanların sahip oldukları yetenekler, makro planda gözlemlenen dengeler, hücrenin içyapısı gibi sayamayacağımız kadar çok ve birbirinden ilginç gerçekliklerin rastlantı sonucu ortaya çıktığı düşünülemez. Bu ihtişamın mutlaka bir planlama ve tedbirin uzantısı olduğu aklı sahiplerince apaçıktır.

2-İnayet (iyilik) Zatı İlahinin kendi zatını bilmesi ve bu bilginin bütün hayırları içermesi, bütün iyilik ve yetkinliklerin yaratılmasının sebebidir. O aklettiği şeyin kendisinden taşması ile Zatının dışındakilere varlık vermiş (yaratmış)tir. İçinde yaşadığımız imkân âlemi, tabiatının mümkün oluşundan kaynaklanan yapısı gereği olabileceği en iyi şekilde oluşturulmuştur (yaratılmıştır). Mümkün âlemde olandan daha iyisinin olması imkânsızdır. İşte böylesi bir yetkinliğin sunulmuş olması Onun inayetinden başka bir şey değildir.

3-Bizim algı düzeyimizden ele aldığımızda kötülük negatif ya da pozitif olabilir. Yani bir şeyin tasarımındaki yetkinliğin eksikliği ya da fazlalığı kötülük olarak algılanır. İnsanın dört ya da altı parmaklı olması gibi. Buradaki fazlalık gerçekte eksikliktir. Yetkinliğin eksikliğidir. Nitekim "Rubbe ziyadetin hiye noksanun" denilmiştir. Kötülük, mutlak kötülük olarak asla bulunmaz. Çünkü kötülük mutlak yokluktur ve mutlak yokluk da yoktur. Mutlak kötülük sadece dilde kullanılan lâfzî (sözde olan) bir varlığa sahiptir. Buna karşın bir şeyin tasarımında (tabiatında) bulunan yetkinliğin yokluğu şeklindeki kötülük "bizatihi kötülük" olarak nitelendirilir. Ayrıca varlığın yetkinliğe ulaşmasını engelleyen bir unsurun varlığına da "arazi kötülük" adı verilmektedir.

4-Tasarımında (tab') potansiyel bulunan varlıklar için kötülük söz konusudur. Buna sebep olan şey de maddedir. Maddedeki kötülük ya dışarıdan bir müdahale sonucu yetkinliğini yitirmesini doğuracak bir nitelikte olur. (Dağların gölge yaparak meyvelerin olgunlaşmasını engellemesi halinde olduğu gibi.) Ya da maddenin kendi özünün ilk varlık kazanımı sırasında zatına arız olan bir karışımın etkisi ile özgün şekil ve kıvamını yitirmesini doğuracak bir nitelikte olur. Canlının biyolojik olarak meydana gelmesinin sebebi olan spermaya arız olan noksanlık ve bu sebeple ortaya çıkan kötülük gibi. Kötülüğün bu biçimlerinin hepsi de, birincisi ay-altı âlemde gerçekleşmektedir. Çünkü filozofumuza göre bu âlem diğer varlık tabakalarına oranla hem küçük hem de önemsiz bir niteliktedir. İkinci olarak da bu kötülüklerin hepsi fertler için söz konusu olup türlere gelindiğinde kötülüğün onlara ilişmesi söz konusu olmamaktadır.

5-Bu âlemde iyilik ve kötülük karşılaştırılırsa iyiliğin galip kötülüğün ise nispi olduğu görülür. Esasen kötülük büyük iyiliklerin gerçekleşme sebebi olarak küçük oranlarda vardır. Yağmurun ve suyun âlemdeki inayet ve rahmetin temelini oluşturan bir iyilik olduğu açıktır. Ama suda insan boğulur. Ateşin zaruri bir ihtiyaç oluşu da bellidir. Ama elbisemizi de yakar. Buralara arız olan kötülükler az, iyilikler ise çoktur. Oysa ilke "Az kötülük yüzünden çok iyiliğin terk edilmemesidir".

6- Tam kötülük, baskın kötülük ve iyi kötü eşitliği halleri âlemde vaki değildir. Tam iyilik hali ise ay-altı âlemin temel niteliğiyle uzlaşmaz. O halde beş alternatif türünden sadece iyiliğin baskın ve galip olduğu tarz bu âlemde caridir. Bu durumda kötülükten bütünüyle arınmamış da olsa en az kötü olanın yeğlenmesiyle "ahseni şerreynin tercihi" ortaya çıkan nizam, elbette iyilik düzeni olacaktır. Sırf iyiliğin kuşattığı varlık âlemi ise bu ay-altı âlem değil, diğer semavi varlık âlemleridir.

7-Kötülüklerin kötülüğü edilgin unsura göredir. Etken unsur açısından aslında bu durum bir tür yetkinliğin sağlanmasıdır. Zulüm olayı kahrın yetkinliği ile açıklanabilir bir durumdur. Oysa mazlum tarafından bu durum bir kötülüktür. İçinde bulunduğumuz âlemde ise, özü gereği etkin-edilgen birlikteliği kaçınılmaz olarak vardır.

8-Kötülüğün madde ve cisimler alanında kaçınılmaz varlığı onların özlerinin yapısı icabıdır. Bileşik olmaları, sebep ve şartların kesreti bu imkân âleminde ancak böylesi bir sonucu gerekli kılmaktadır. Bundaki kötülük failin, kötülüğü doğrudan murat etmesinden değil, alıcı kabiliyetin özünde yer alan özellikleri itibariyle feyzi kabul etmekteki noksanlığı ve arızasına bağlıdır.

9-Nihayet kötülük çok olsa da çoğunlukla değildir. Çok sayı ve nitelikte hastalıklar vardır. Ancak insanın çoğunlukla sağlıklı olduğunu ve çok sayıda hastalığa rağmen bunlarla karşılaşması çoğunlukla olmadığı da bilinen bir gerçekliktir. "Eşkıya dünyaya hâkim olamaz". (Kaya, 2010: 299)

C-FİİLLERİN ALLAHTAN SUDURU

Varlıkların vücuda gelişi Zati İlahiden sadır olmuştur. Her şey büyük küçük Onun yaratması ile varlık bulmuştur. Varlık kendi içerisinde hiyerarşik bir dizilim gösterir. En aşağıda olanların varlık bulmalarına sebep olan aracılar var olduğu gibi daha üstte olanların varlık kazanmalarına da sebep olan başka aracılar vardır. Önceki ve sonrakiler arasında var olan silsilenin kopması ve değişim göstermesi düşünülemez. Bu zincirin üst halkası aklı evvele ulaşır. Aklı evvelden sonra oluşan silsile son halkasına ulaşıp unsurların oluşmasına geldikten sonra bu iniş sürecinin mukabili olan bir çıkış, yükseliş (uruc) süreci gerçekleşir. Bu iniş ve çıkışın ifadesi olarak İlahi Zatın bu durumu ifade eden sıfatları "Mübdi" ve "Muid"dir.

Bir olandan bir sadır olur. İkilik özelliği taşıyan varlık bir olandan sadır olmaz. Zira fiildeki ikilik failde de ikiliği gerektirir. Ya da iki yönlü olmasını gerektirir. Bu durumda O'ndan sadır olan ilk şeyin cisim olmaması gerekir. Zira her cisim hem madde hem de suretten oluşmaktadır. Bu terkiplilik halinin kaçınılmaz gerektirimi, ya iki sebep ya da iki yönü olan bir sebebe ihtiyaç duymasıdır. Dolayısıyla Ondan sadır olan varlık cisim olamaz. Ancak manevi bir cevher olabilir ki işte bu ilk akıldır. Nitekim hadisi şerifte "yüce Allahın ilk yarattığı akıldır" buyrulmuştur.

ÜÇÜNCÜ BÖLÜM

İBN-İ SİNA'NIN BİLİM FELSEFESİ

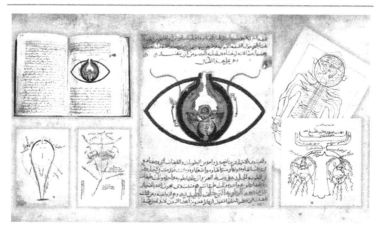

İSLAMDA SİMYA VE İBN-İ SİNA'NIN SİMYAYA KATKILARI..

Simyanın Arapça'sı *al-kimiya*'dır.

Kimiya kelimesi de Grekçe'de "dönüştürme sanatı" anlamına gelen *chumeia*'den (veya *Çemeya*) veya "altın yapan sıvı" anlamına gelen Güney Çinli *kim-iya*'dan gelir. Grek ve sonraki Helenistik yazılar genelde İslam bilimin arkasındaki itici güç olarak kabul edildiğinden kelimenin Grek kaynağı genel kabul görmüştür.

İslam açısından *al kimiya* maddi ve ruhsal olarak nesneleri en yüksek mükemmellik şekline dönüştürme sanatı anlamına gelir. *Kimiya* ayrıca dönüşümü gerçekleştiren katalizör anlamına gelerek aynı zamanda iksir (*al iksir*) ve "felsefe taşı" (*hajar al falasifah*) anlamlarında kullanılır. İdeal iksiri bulmak dünyanın birçok kültüründe kadim bir arayıştı. Metalleri en mükemmel biçimlerine (altın), madenleri en güçlü konumlarına ve doğru iksirin ölümsüzlüğü getirebildiği inanılırdı. Her madde türü, örneğin metaller aynı elementleri içerdiği varsayılıyordu. Doğru *kimiya* veya iksir elementleri ideal düzene koyarak, söz konusu metalı basit bir biçimden mükemmel bir biçime değişmesini sağlardı. Örneğin, bakırı altına çevirmek.

Diğer bir bağlamda, simyanın felsefi teorisi ruhun arınmasını açıklamak için kullanılmıştır. Simyanın terminolojisi ve işlevleri alegorik bir üslupla ruhun vasat, dünyevi, kirlenmiş halinden saf mükemmelliğe dönüşümü için uygulanmıştı. Ayrıca psikolojik kuramlar alegorik olarak kimyasal özelliklere çevrilmişti. Mistikler için iksir imansızı hidayette erdiren ilahi hakikat sembolüydü. Sufi edebiyatında ruhani mürşit müridin rununu bir tür ruhsal simya süreciyle arındırır. Ruhsal konularda simya unsurlarının kullanımı, insan ruhunu evrenin içerdiği güç ve prensiplerinin bir mikrokozmosu olarak gören ortaçağı İslam dahil olmak üzere kadimlerin dünya görüşlerini yansıtmaktadır.

Tarihi özgeçmişi

Müslümanlıkta görülen simyanın kadim kökenleri vardır. Simyanın kökeni birçok peygamber ve bilginden Adem'e dek atfedilmişti. İntikal zinciri kadim dünyanın üstatları, Aristo, Galen, Sokrates, Plato ve diğerlerine dek iner. Müslümanların bu sanatı bu üstatlardan aldığı düşünülür. Haz. Muhammet'in (ölm. 632) bu sanatı tasvip edip ettiği söylenir ve damadı Haz. Ali ibn Abi Tālib (ölm. 661) onun hamisi olarak görülür. Haz. Ali'nin torunu Ja'far al-Sadiq (ölm. 765) sanatı yayan bir sonraki kişi olarak kabul edilir. Ümeyyi prens Hālid ibn Yazid (660-704) simyayı uyguladığı gibi himaye edip ilgili eserleri Grekçe ve Süryanice'den (Arameikce) Arapça'ya tercümelerini teşvik ettiği kaydedilir. Efsaneye göre simyayı farklı ülkelerde süren uzun bir arayıştan sonra bulduğu Marianos adında Süryani bir keşişten öğrenmişti. Ja'far al-Sadiq'in müridi olduğu kabul edilen Jabir ibn Hayyãn (ölm. 815) simya üzerinde 300 eser yazdığı söylenir. Dolayısıyla, bu efsaneleşmiş tarihi kişinin adı yetkin üstatlık ima etmeye başlamıştı.

Jabiri Külliyatı - Bu efsanevi tasvirlere rağmen, modern araştırmalar İslami simyanın gelişmesini 9. asra atfetmektedir. Jãbir ibn Hayyãn ilk önemli simyager olarak kaydedilir, ancak ona atfedilen eserlerin çoğunu yazdığı şüphelidir ve 10. asır gibi tarihlerde ortaya çıkmıştı. Merhamet Kitabı, Dengeler Kitabı, Yüz ve Oniki Kitabı, Yetmiş Kitap ve Beş Yüz Kitap bu külliyatın önemli eserlerindendir. İhvan-us Safa (*İkhwân al-Safu* - Saflık Kardeşleri) muhtemelen simya teknikleri, aletleri, malzemeleri ve görüşleri konusunda önemli bir kaynak olan Jabiri külliyatına katkıda bulundular veya en azından etkilediler.

Külliyatta yer alan kükürt-cıva metal kuramına göre bütün metaller özelliklerini tayin eden değişik orantılarda bu iki elementi veya temsil ettikleri prensipleri taşımaktadırlar. Kükürt sıcak/kuru ve cıva soğuk/nemli özelliklerini neden oluyordu. (Aristo bu dört unsurun - sıcak, kuru, soğuk, nemli - ateş, toprak, su ve havayı temsil ettiklerini iddia etmişti) Kükürt ve cıva, ayrıca erkeksi ve dişi unsur olarak tanımlanan maddenin pozitif ve negatif yönlerini içerirler. Dengeleri Kitabı metallerin zıt elementler tarafından üretildiklerini iddia eder. Her cisim onun birleşimi olan unsurların dengesini ifade eder ve bu armoni sayısal olarak semayı yöneten müziksel armoni ile ifade edilir. Unsurların kalite farkları ve yoğunluk dereceleri müzik ıskalasına tekabül eder. Ayrıca her cisim iki içsel ve iki dışsal kalitenin dengesini temsil edip her metal iki içsel ve iki dışsal kalite ile ifade edilir. Dolayısıyla, bir metalin başka bir metala dönüşümü bir iksirin etkisiyle içselin dışsal potansiyel ve mevcut unsurlarının birbirine orantı ayarlaması ile mümkün olur. Her metal diğer birinin zıttı, içi dışa ve dışı içe çıkmış şeklidir. Dönüşüm basit olarak iç ve dış kalitelerin yer değişmesidir. Bu da aynı bir hekimin tedavi için verdiği hastalığa ters ilaç gibi. Başka bir deyişle iksir simyagerin ilaçlarıydı.

Jabiri külliyatına göre belirli dönüşümler için belirli iksirler vardır. Ancak, her türlü dönüşümü gerçekleştirebilen bir ana iksir vardır. Jabiri külliyatından "70 Kitap"ın yazarı teori ve uygulama arasında önemli ve özgün bir ağ kurmakta ve damıtma ile fiziksel oluşumlar sadece elementlere değil aynı zamanda zıt kalitelerine de ayırmak mümkün olduğunu yazmıştır. Organik maddelerin ısıya tabi tutulunca ortaya çıkan tutuşabilir ve tutuşmayan gazlar "ateş" ve "hava"yı, damıtılıp yoğunlaşan sıvı "su" ve kalan tortu "toprak" elementleri temsil ederler. Yazar sonrada bu elementleri her birinin oluştuğu zıtlar çiftine ayırmaya çalışıyor. Ayrıca bu işlemin sadece organik maddeye değil ama en sert taşların bile damıtılabileceğini iddia etmekte. Bir Jabiri buluş sayılan organik maddelerin damıtılmasından elde edilen iksirler simyanın tıbbi yönünü göstermektedir. İksir arayışı ile Jabiri eserler al-Razi'nin eserlerine benzerlik arz ederler.

Al-Razi - Hekim ve filozof Muhammad ibn Zakariya al-Râzi (ölm.. 925) simyaya önemli etkisi olan ikinci Müslüman simyagerdir. Metallerin kükürt ve cıva unsurları teorisine tuzluluk unsurunu ekledi. Simyada kükürt, cıva ve tuzdan oluşan üç unsurun bulunduğuna dair popüler teori Avrupaya geçerek Batı Simyada önemli bir rol oynamıştı. Al-Râzi'ye göre cisimler aralarında boşluk bulunan görünmeyen elementlerden (atomlar) oluşur. Bu elementler sonsuzdur ve belirli bir hacmi vardır. Bu kavram modern fizikteki madde yapısına oldukça yakın gözükmektedir. Al-Râzi'nin kitapları *Sirr al asrār* (Sırların Esrarı) ve *Madkhal al-ta'limi* (Talime Başlangıç), özellikle İran'da 10. asır İslam dünyasında uygulanan simyanın prensip ve tekniklerini anlamak açısından önemli kaynaklardır. Bu eserlerde kimyevi maddelerin yapıları, tepkileri ve inceleme aletleri konusunda dikkatle incelenmiş ve doğrulanmış veriler sitemli sınıflandırmalar altında aktarılmaktadır. Dili simya eserlerinde görülen mistik ve muğlak ifadelerden uzak, açık ve anlaşılırdır. Çok sayıda Jabiri eserler arasında al-Râzi sadece Merhamet kitabından söz etmekte, belki de diğer eserlerin zamanından sonra yazıldığı içindir.

Diğer Üstatlar - Muhammad ibn 'Umayil (10. asır) simya üzerinde iki esas kitabından dolayı önlüydü: *Kitab al-ma' al-waraqi* (Gümüşlü Su ve Yıldızlı Toprak Kitabı) ve *Kitāb al ilm al-*

muktasab. 'Ali ibn Wahshiyâ'nin (10. asırlı efsanevi bir kişi) eserleri İslam'da simya geleneği konusunda adeta bir ansiklopedi kadar bilgi vermekte.

Simyagerler ve sanatları konusunda önemli bir bilgi kaynağıdır. Ayrıca konu üzerinde simyager olmayan önemli kişilerin görüşlerine de yer vermektedir. Bu sıralarda derlenen ancak yazarı henüz tespit edilemeyen önemli diğer bir eser de batıda meşhur Latince tercümesi ile Turba Philosophorum olarak bilinen *Musbaf al-jamâ'ab*, eski çağlarda Pitagoras'ın yönetimde simyagerlerin bir toplantıda Archelaus'ün Sokrates öncesi dokuz filozofun doktrinlerini kaydettiğini aktarır.

Maslamah al-Majriti (ölm. 1007 ?) *Rutbat al-hakim* (Bilginlerin Adımları) adlı ünlü simya kılavuzunun yazarıydı. Ayrıca *Ghayat al-hakim* (Bilginlerin Gayesi) başlıklı maji kitabı da büyük rağbet görmüştü ve batıda tercüme edilmişti. Bir sonraki asırda önemli bir simyager Husayn 'Mi al-Tughra'i (ölm. 1121?) 1112 yılında yazdığı *Kitâb haqa 'iq al-isthishad fi-al-kimiya'* (Simya Konusunda kanıtlanan Gerçekler) kitabıyla simyayı savunarak Ibni Sina'nın inkarlarına karşı sert çıkışlarda bulunmuştu. Simya konusunda daha sonra Mısırlı Aydamir ibn 'Mi al-Jildaki (ölm. 1360) kendisinden önce simya ve maji konusunda bütün yazılanları özetleyerek yorumlamıştı.

İnkar ve Muhalefet

Yaygın Olmasına rağmen simya bütün Müslüman bilginler tarafından kabul görmedi. İbni Sina (ölm. 1035) simyanın fuzuli bir uğraş olduğunu ve insanın doğayı taklit edebileceği iddiasını çürütmek üzere savlar ortaya koydu. Simyagerlerin sadece dış görünüşü itibarıyla kıymetli metallere benzeyen bir şeyler imal edip basit metallerin esasında değişmediğini. Ünlü Kuzey Afrikalı İbni Haldun (ölm. 1406) da Arap-İslami simya uğraşlarını eleştirmişti. O simyayı basit metalleri altına çevirecek bir iksiri hazırlamak ve aramak amacıyla elementlerin özellik, fazilet ve huylarının etüdü olarak tanımlamıştı. İksir için kullanılan elementler arasında hayvan dışkıları, sidik, gübre, kemikler, kuş tüyleri, kan, saç, yumurta, tırnak ve metaller vardır. İksirin hazırlanmasında kullanılan özütteki elementleri ayırmak için damıtmak, süblimasyon, kalsinleme, kavurma ve başka teknikler kullanılırdı.

Simyacılar, bu yöntemlerle doğru iksir elde edilirse kurşun, bakır ve kalayla birlikte ısıtılarak altın edilebilir. İbni Haldün simyagıcların mekanik ve teknik ilşlemlerle yapılması öngörülen dönüşümlerinin doğa işlevlerini mükemmelleştirmek amacını taşıdığını inkar etmişti. Ayrıca Khalid ibn Yazid'e afdedilen eserlerin doğruluğunu eleştirdi, vcerdiği gerekçe olarak da İslam'da gelişmiş bilimler ve sanatlar o denli erken bir dönemde henüz gelişmemiş olmalarıydı.

Batıya Etkisi

İslami simya genelde tercümeler aracılıyla batıya 12. asırda getirildi. Simya üzerine Arap eserlerin en eski Latince tercümesi genelde Robert of Chester'nın 1144 tarihli "De compositione alchemiae" olduğu sanılır. Bazı araştırmacılar onun daha geç bir tarihte yazılmış sahte bir Latince eser olabileceğini iddia etmişlerdir, ancak bu son derece karmaşık bir konudur ve daha çok araştırma gerektirir. Gerard of Cremona (1114-1187) Jabiri Yetmiş Kitap'ı Latince'ye çevirmiştir translated the "De aluminibus et salibus" ve "Liber luminis luminum" onun tercümeleri olduğu inanılır. İlg özgün Avrupalı simya yazısından (the Ars alchemia, c. 1225, attributed to Michael Scot, d. 1232) önce Arapça'da tercümeler olabilecek diğer eserler İbn Dina'nın "De anima", "Turba philosophorum", "Zümrüt Tablet", "Yaratılış'ın Sırrı" ve al-Razi'nin "Sırrın Esrar"dır. Böylece 13. asrın ortalarında önemli İslami simya eserlerinin çoğu Avrupa'da bilindiği gözükmektedir.

Ebu Bekir Razi bin Zekeriya ve İbni Sina, simya konusunca yeni düşünceler ileri sürdüler. İbni Sina, metallerin dönüştürülmesi konusunda ilk kuşkuları ortaya atan kişi oldu. Razi, birçok deney yaptı ve maddelerin sınıflandırılmasını genişleterek, doğru yönde küçük bir adım attı. Maddeleri, hayvansal XII. yüzyılda simya, Avrupa'ya geçti.

İbni Sina Felsefe, matematik, astronomi, fizik, kimya, tıp ve müzik gibi bilgi ve becerinin muhtelif alanlarında seçkinleşmiş olan, İbn-i Sînâ (980-1037) matematik alanında matematiksel terimlerin tanımları ve astronomi alanında ise duyarlı gözlemlerin yapılması konularıyla ilgilenmiştir. Astroloji ve simyaya itibar etmemiş, Dönüşüm Kuramının doğru olup olmadığını yapmış olduğu deneylerle araştırmış ve doğru olmadığı sonucuna ulaşmıştır.

İbni Sina, matematiğin daha çok kuramsal yanıyla ilgilenmiş, Eukleides'in geometriyle ilgili tanımlarını incelemiş ve tartışmıştır. Astronomi alanında yerin çapını ve boylamlarını hesaplaması sırasında ulaştığı değerler bugünkülere oldukça yakındır. Fizikte özellikle ağırlık, çekim ve hareketle ilgili görüşleri bilim tarihi bakımından önem taşır. Simya (sahte kimya) ile ilgili görüşleri dolayısıyla Cabir bin Hayyan ve Razi'yi eleştirmiştir. Ancak pozitif bilimlerdeki asıl ününü tıp alanında kazanmıştır.

DÖRDÜNCÜ BÖLÜM

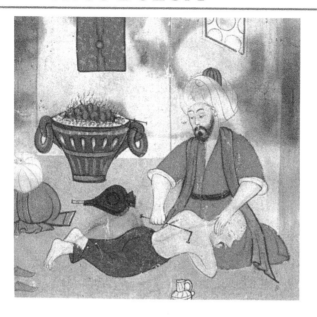

İBN-İ SİNA'NIN TIP FELSEFESİ

İBN-İ SİNANIN TIP TARİHİNDEKİ YERİ....

5000 yıllık tıp tarihi içinde Hipokrat (460-375), Galen (129-200) ve İbn-i Sina (980-1037), erleri ve tıbbi anlayışlarıyla günümüz modern tıbbının oluşmasında başlıca rolü oynamışlardır. Yüzyıllardır, tıp dünyasında bir sacayağı oluşturan bu üç hekimden İbn-i Sina, Batı dünyasında diğerlerine nazaran daha bilgili ve etkili olduğu düşüncesiyle,

69

Ortaçağ'dan buyana Tıbbın Prensi" olarak vasıflandırılmış, ressamların tablolarında başında bir taç, sağında ve solunda Hipokrat ve Galen'le birlikte resmedilmiştir. Bu düşünce, asında tarihi bir gerçeği yansıtmakla beraber, İbn-i Sina'yı eşsiz yapan şeyin temelinde geçmiş büyük hekimlerin eserlerinin ve fikirlerinin olduğunu unutmamak gerekir.

Bilindiği gibi, M.Ö. V. yüzyılda Batı Anadolu'da yaşamış olan Hipokrat, tıbbı sihirden, mitolojiden kurtarmış, müşahede ve tecrübeye dayanan günümüz tıbbının temellerini atmıştır. O'nun ve öğrencilerinin eserleriyle Akdeniz çevresinde yerleşmiş olan tıbbi anlayışla yerişmiş olan Bergamalı Galen, bilhassa anatomi ve fizyoloji gibi temel bilimler alanındaki çalışmaları ve yazdığı beş yüze yakın eseriyle bütün Ortaçağ boyunca yetişmiş hekimlerin hocası durumunda olmuştur.

Batı dünyasının Roma'nın çöküşünden itibaren yaklaşık bin sene kadar yaşadığı karanlık çağ sırasında, Yakın Doğuda İslamiyet'in zuhuruyla yüz sene gibi kısa bir zamanda, İspanya ve Hindistan arasındaki antik büyük medeniyetleri içine alan, birçok ülkenin İslam Medeniyetine katılmasından sonra, tarihte pek görülemeyen bir hadise vuku bulmuştur:

Kur'an ve Hadislerin, ilmi teşviki ve alime verdiği ehemmiyet sebebiyle Müslümanlar büyük bir ilim aşkıyla, ilmi nerede bulmuşlarsa oradan öğrenmeye başlamışlardır. Bu maksatla devletin kurduğu tercüme okullarında iki yüz sene zarfında antikitenin hemen bütün eserleri İslam'ın müşterek ilim dili olan Arapçaya çevrilmiş ve müslüman alimlerin hizmetine verilmiştir. Bundan sonra geçmişin bilgileriyle kendi tecrübelerini mezceden müslüman ilim adamları orijinal eserler vermeye başlamışlardır. Binlerle ifade edeceğimiz ilim adamı arasında tıbbi alanda bilhassa Taberi'nin (839-934) Firdevsü'l-Hikme'si, Ebubekir Z.Razi'nin (850-934) Kitabü'Havi'si, Ali B.Abbas'ın (ölm.994) Kamil as-Sinaa (Kitübü'lMeliki)si, İbn-i Sina'ya gelinceye kadar başlıca tıbbi eserlerdir.

İşte İbn Sina bu büyük birikim sayesinde kısa zamanda tababeti şahsi tecrübeleriyle birleştirerek devrinin büyük hekimi oldu. Bu hakikat, yüzyıllardır Doğu dünyasında şu veciz ifadeyle söylenegelmiştir:

"Tıp yoktu, onu Hipokrat buldu.

Ölmüştü, Galen diriltti.

Kördü. Huneyn b. İshak Gözlerini açtı.

Dağınıktı, Ebubekir Razi topladı.

Noksanlarını da İbn-i Sina tamamladı."

Tıp, felsefe, astronomi, biyoloji, jeoloji, edebiyat, vs...
'ye dair iki yüze yakın eserin sahibi olan İbn Sina'nın
başlıca tıbbi eserleri Düsturu't-Tıbbi, Risale-i Kulunç,
Hasbe'l-Beden, Risale-i Hıfzıssıhha, Urcuze, Edviye-i
Kalbiye ve Kanun fi't-tıb'dır. Bunlar arasında en
önemlisi, W.Osler'in Tıbbın Kitab-ı Mukaddes'i"
olarak vasıflandırdığı el-Kanün fl't-Tıb, yaklaşık bir
milyon kelimelik bir tıp ansiklopedisidir. Bu eser,
yukarıda da ifade ettiğimiz gibi Hipokrat, Galen,
Razi, Ali b.Abbas gibi büyük hakimlerin eserlerindeki
bilgiler yanında, kendi müşahedelerinin bir
sentezidir. Kitabın orijinal tarafı, kendinden
öncekilere nazaran daha sistematik ve didaktik
oluşudur. Bu mükemmellik aynı zamanda İslam
tıbbının durgunlaşmasına da sebep olmuştur. Çünkü

Kanun gibi son derece ihalatı bir kitaptan sonra geriye bir doktorun yapacağı araştırma kalmamıştı.

Kanun beş kitaba, kitaplar da çeşitli bölüm ve alt bölümlere ayrılarak kaleme alınmıştır:

I. Kitap: Anatomi, fizyoloji, hijyen ve genel tedavi prensiplerini

II. Kitap: Farmakoloji ve materya medikayı

III. Kitap: Organik hastalıkların 22 bölüm halinde anatomi-patolojik bakımdan incelenmelerini

IV. Kitap: Ateşli hastalıklar, iltihaplar, kaşıntılar, cerrahi ve kırıklar, zehirlenmeler ile cilt hastalıklarını

V.Kitap: Tedavi metotları ile 800'e yakın ilacı ve tesir mekanizmalarını ihtiva eder.

Eserde, menenjitin bir beyin zarı iltihabı olduğu, santral ve periferik yüz felçlerini, meme kanserlerinde göğsün sağlam dokuyu da iğne alacak şekilde geniş olarak çıkarılması, suların kaynatılarak veya filtreden girilerek içilmesi gibi daha birçok bugün dahi geçerli fikirler vardır.

Kanun, kendisinden sonra yeni tıbbın doğuşuna kadar Doğu ve Batı dillerinde yazılmış bütün tıbbi eserlere kaynallık etmiştir. İlk defa XII. yüzyılda Cremonalı Gerhard tarafından Latinceye tercüme edilmiş ve matbaanın icadına kadar, bu çevrinin el yazmalarından istifade edilmiştir. Daha sonra, son baskısı 1658'de Louvain'de olmak üzere XV ve XVI. yüzyıllarda 35 defa çeşitli Avrupa şehirlerinde basılmıştır. Ayrıca 1491'de Natan Hameati tarafından İbraniceye çevrilmiş, 1593'te de Roma'da Arapça olarak basılmıştır.

Netice olarak ifade etmek gerekirse Kanun, Avrupa tıp fakültelerinde 6 yıl bir ders kitabı olarak okutulmuştur.

İslam dünyasında nasıl, Mevlana denince Celaleddin Rumi, Mesnevi denince onun eseri akla gelirse; eş-Şeyh, er-Reis denince İbn Sina, Kanun denilince de onun eseri akla gelir. İbn Sina, gerek ilim dünyasında, gerekse Türk-İslam toplumunda efsaneleşen bir şahsiyet olmuştur. Nizami-i Aruzi "Eğer Hipokrat ve Galen sağ olsalardı, İbn Sina'nın önünde secde etmesi gerekirdi" demiştik.

İbn Sina, ilim dünyasında tanındığı kadar, hiçbir ilim adamına nasip olmayacak derecede halka mal olmuş idi. Hakkında masal, hikâye, fıkralar yazılmış şiirlerde ismi ve tıbbi eseri Kanun ile felsefi eserleri Şifa, İşaret, birer sembol olarak kullanılagelmiştir:

Tıp Sahasındaki Bazı Buluşları

İbn-i Sina, yorucu ve sıkıntılı geçen hayatına rağmen 270 kadar eser vermiştir.

Onun en büyük hizmeti tıp sahasında olmuştur. Buluşlarından bazıları şunlardır:

• Aristo ve Galien, kanı ruhun karargâhı olarak belirlemişti. İbn-i Sina ilk defa kanın gıda taşıyan bir sıvı olduğunu keşfetti. Küçük ve büyük kan dolaşımlarından söz etti.

• Kalbin karıncık ve kapakçık sistemini de yine o keşfetti.

• Şeker hastalığında idrardaki şekerin varlığını keşfeden O'dur. İbn-i Sina'nın şeker hastalığı ile ilgili yaptığı açıklamalar, 700 yıl sonra anademi âlimi Thomas Willis tarafından doğrulanmıştır.

• İnsanlık, hastalığı teşhis metodunda İbn-i Sina`ya çok şeyler borçludur. O`nun nabız hakkındaki gözlemlerini modern tıp, geliştirmekten başka bir şey yapmamıştır.

• Ameliyatta hastaya uyutucu ilâç vermek de İbn-i Sina`nın keşiflerindendir.

• Barsak parazitlerinin keşfi de İbn-i Sina`ya âittir.

• İlk filtreleme fikri de İbn-i Sina`ya âittir.

• Alkolün steril özelliğinden faydalanarak yaraları cerahatsız tedavi usulünü de, O ortaya koydu.

Böylece Hipokrat`tan beri gelen yanlış bir tedavi metodunu düzeltmiş oldu. Artık, yaralar, kabuk bağlayıncaya kadar şiddetli ağrılar altında haftalarca bekletilmiyor, sterilize edilerek bir gecede iyileştiriliyordu.

• Bugün cerrahide kullanılan pek çok âletleri, 1000 yıl önce İbn-i Sina ortaya koymuştur.

• İbn-i Sina, ilâçla tedavi vasıtalarının ruhî tedavi vasıtalarıyla da desteklenmesi fikrindedir. Ruhî tedavinin, hastanın maddî gücünü, hastalığa direncini artıracağını, moralini yükselteceğini ileri sürmektedir.

• İbn-i Sina, Avrupalılara koruyucu hekimlik ve ilâç bilim sahalarında da asırlarca ustalık ve hocalık yapmıştır.

• İbn-i Sina, kadın hastalıkları ve doğum sahasında da yıllarca otorite olarak kabûl edilmiştir.

TIBBIN KANUNU ESERİ HAKKINDA..

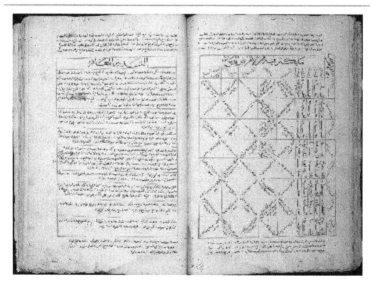

Kitabın, 1052 tarihli en eski kopyası Ağa Han koleksiyonundadır. Kitap, dünyada ilk kez kanıta dayalı tıp, deneysel tıp, klinik testler, verimlilik analizi, risk faktörü ve sendroma dayalı hastalık teşhisi gibi kavramları gündeme getirdi. Kitapta, ilaçların deneysel amaçlı kullanımı sırasında uyulması gereken kurallar veriliyordu. Klinik farmakoloji konusunda, deneysel bir yaklaşım öneriliyordu.

Örneğin, ilacın etki süresinin izlenerek tesadüfi iyileşme olmadığından emin olunması isteniyordu. Çok sayıda hastanın tedavisinde etkili olduğuna emin olmak gerektiği de vurgulanmıştı. İlaçların, hayvan deneylerinde başarılı olduktan sonra insan üzerinde de denenmesini öneren kitapta, 760 ilaç listelenmişti.

Kitapta kanser tedavisi için hindibanın yararına yer verilmişti. Tümör, ameliyatla alınırken kanserli bölgenin iyi temizlenmesi öneriliyordu.

Çam ve okaliptus yağı koklamanın, solunum sistemine yararı anlatılıyordu. Kan basıncı ve nabız saymaya önem verilmesi de dikkat çekicidir.

Verem gibi mikrobik hastalıkların bulaşıcı özelliği ve karantinaya almanın önemi de vurgulanmıştır. İbn-i Sina'nın kan dolaşımını çok iyi bildiği de anlaşılmaktadır.

Kitap, bazı hastalıklarda psikolojik etkilere dikkat çeker ve ruh hastalıklarında müzik dinletmenin yararını anlatır. Ameliyat sırasında hastaya anestezi amacıyla, aromatik maddelere veya narkotik ilaçlara batırılmış sünger koklatılması da önerilir.

Deri kanseri için çinko oksitli merhem tavsiye edilmektedir. Şeker hastalığı, çok detaylı olarak tanımlanmakta ve bitkisel ilaçlarla tedavi şekli verilmektedir. Bu eser, 1766'da padişah III. Mustafa'nın emriyle "Tül Mathun" adı ile Türkçe'ye çevrilmiş ve bastırılmıştır.

BEŞİNCİ BÖLÜM

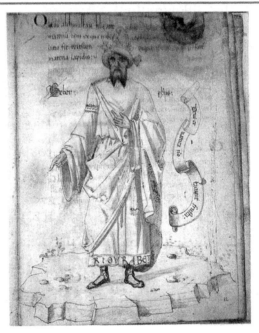

İBN-İ SİNA'NIN ŞİFA FELSEFESİ

**"Baş ağrısından kurtulmak için kan verin,
yumurta yiyin"**

BAŞ AĞRISINA HACAMAT

"Ateşli baş ağrısı kandan olur. Alameti ise yüz kızarması, damarların barizleşmesi, nabız atılının büyümesidir. İlacı kan vermek ve hacamat (vücuttaki pis kanın atılması) yaptırmaktır. Alınması gereken gıda yumurta sarısı, hindiba ve sirkedir."

ACI ÇEKENİ HAMAMA GÖTÜRÜN

"Aşktan hüzün, uykusuzluk, sayıklama meydana gelirse akli dengesini kaybetmesinden korkulur. Bu durumda çorba türü sıvı yiyeceklerle beden nemlendirilmelidir. Her gün hamama götürülür. Menekşe yağı koklatılır. Bu bedenin ilacıdır. Ruhun aşkına gelince bu bir psikolojik hastalık türüdür. Bu kişiye nasihat edilmelidir. Ta ki duyguları olabildiğince hafiflesin. Ya da daha başka işlerle düşüncesinin meşgul edilmesi gerekir."

ASTIMA BAL-BADEM

'Hekimlerin Piri' astım hakkında da şu şifalı bitkileri öneriyor: "Bir kimse yürürken hareketlerinde nefes darlığı ile birlikte sert sallantı ve göğsünde ağırlık varsa pişirilmiş kuru zufa otu yedirilir, ada soğanı sıyrığı (yalamtık), geven, sarı incir, kabuksuz badem ve bal ile birlikte yedirilerek içirilir. Ceviz yağı ile birlikte nohut suyu, dereotu, yedirilir ve sıcak su içirilir.'

BÖBREK TAŞI FORMÜLÜ

"Böbreklerde şiddetli ağrı meydana gelir ve hastanın idrar kabında kum kalırsa böbreklerde oluşmuş taşlardan dolayıdır. Hastaya şu ilaçlardan biri verilir: Kabuksuz karpuz çekirdeği veya çekilmiş üzüm çekirdeği veya kereviz ve anason çekirdeği verilir. Diken çekirdeği, gül çekirdeği, gül, hatmi tohumu, molehiya tohumu birer dirhem ağırlığında öğütülür, taze, mayhoş meşrubatla ezilerek içilir. Ağır yemekler ve süt ürünlerinden men edilir, acı badem yağı ile siyah nohut yedirilir."

UÇUK VE MANTARA SİRKE

"Uçuk ve mantar tedavisine bölgeye uygulanacak olan ilaç, sarı terminalia tohum özü, meyan kökü yaprağı karışımının ezilmesi bölgeye sirke yağ ve petekle sürülmesidir. Gıda hafifletilir."

CİNSEL İSTEKSİZLİKTE YAPILACAKLAR

"Hastaya yağlı acı yayık, şekerli süt ve zencefil içirilir. Beline menekşe yağı sürmüşse tatlı içeceklerden alıkonulur, balık eti yedirilir. Şayet soğuk tabiatlı bir kimse ise terbiyelenmiş zencefil, rafadan yumurta ve uzun biber yedirilir. Keza bal ile soğangiller, şişman piliç, kuş eti yedirilip bayat içecekler içirilir. Beli yoğurt ve yasemin yağı ile yağlanır."

'Sportif hareketlerin en dengelisi yavaş yürümektir'

* Özel olarak yüksek sesle okumak, başı ve baştaki organların hareketini sağlar. Onları ısıtır, temizler ve yeniden güçlendirir.

* Hızlı yürüyüş kalçaları, uylukları, bacakları ve ayakları hareket ettirir; bunları ısıtır ve güçlendirir. Sportif hareketlerin en dengelisi yavaş yürümektir.

'YEMEKTEN ÖNCE BİR MİKTAR SPOR YAPIN'

* Hareket doğal ısıyı harekete geçirir, geliştirir. Hareketsizlik doğal sıcaklığı dondurur ve söndürür.

* Yemekten önce bir miktar spor yapın. Öncesinde ve sonrasında dinlenin. Yemekten sonra hareket etmeyin.

* Tek cins yemek ile yetinilmemeli, farklı yemekler yenmeli. Çünkü bu tedbir bakımından önemlidir.

* Yemeklerin farklı renklerde olması da önemlidir. Ancak her zaman olması gerekmez.

* Yemek yağlı ise bunun yanında tuzlu veya acı yerse; yine tuzlu ve acı yerken yağlı bir şey yemesi iyidir. Yemek ekşi ise yanında tatlı yemesi zorunludur. Tatlının yanında ekşi de böyledir.

'Hamurlu tatlılar damarları tıkar'

İbn-i Sina, tatlılar hakkında bin yıl önce şu çarpıcı değerlendirmeyi yapmış: "Tatlılar iki türlüdür. Ballı ve hamurlu. Ballı olanlar ağızda eriyip mideye giderse sindirime yardımcı olur. Hamurlu olanlara gelince, bunlar katıdır, sindirimi ağırdır. Damar ve eklem tıkanıklarına sebep olur. Tatlılar kan yapıcıdır, cinsel iktidara yardımcıdır.

'Aşırı seks akla ve gözlere zarar verir..'

"Cinsel iktidarın varlığının göstergesi yaş ne kadar ilerlerse ilerlesin cinsel ilişkiye şehvet duymaktır. Çocuk denecek kadar küçük yaştaki arzuya cinsel iktidar denilemez. Bu haldeki bir cinsel arzunun terk edilmesi kişiyi bunaltır, yemeğe olan isteği iptal eder. Bu konuda aşırı gitmek bedeni bitkin düşürür, görmeyi zayıflatır ve akıl dengesini bozar."

'Yemekten sonra ılık su içmeyin'

"Yemekte hoş olmayan çeşide gelince; kızartma ile haşlama, kırmızı et ile balık, kurutma ile taze, et ile süt, yumurta ile et, baklagiller ile balık bir arada yemek doğru olmayan karışımlardır. Su içmek yemek üzerine susuzluğu giderir. Bunun yemekten çok olmaması gerekir ki söndürücü olsun. Yemek ile midenin kütlesi arasına girsin. Soğukluk derecesi ise insana çok açık biçimde kendisini göstermeyecek kadar olmalı. Ilık suda bir hayır yoktur."

'İbni Sina'ya göre eğitim yaşı 7 mi?'

"Çocuk yedi yaşına girmeden önce yorucu ve rahatsız edici işlerin altına itilmemeli, bu şekilde bir eğitim ve terbiye etme yoluna gidilmemelidir. Çünkü bu çocuğun dinamizmini kırar, güzel yetişmesine engel olur."

'Aşırı uyku kişiyi aptallaştırıyor'

"Uyku organları dinlendirir ve yemekleri sindirir. Kişiyi ve nefsi korur. Bedendeki doğal hareketler uyku ile olgunlaşır. Aşırı uyku bedeni soğutur, kişiyi aptallaştırır, yüzü kurutur. Uykusuzluk ise cesedi kurutur, nemini temizler, güçleri çözer, iradeyi engeller, mizacı bozar. Aşırı uykusuzluk hali akli dengesizliğe sebep olur."

'7-14 yaşta meyve suyu içirmeyin'

"Anne bebeğini sütten kestiği zaman yemeğe dönmelidir. Yemeklerin en hafif ve yumuşağı ile başlanmalı, ağırlarına doğru yavaş yavaş ilerlemelidir. Yedi yaşından sonra, 14 yaşına erişinceye kadar çocuğa meyve suyu içirilmemelidir. Çünkü bu beyin ve sinir sistemini zayıflatır.'

ALTINCI BÖLÜM

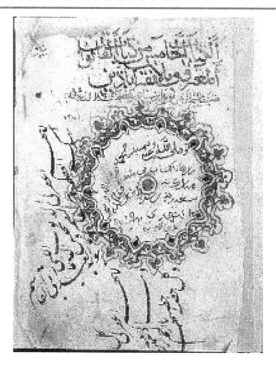

İBN-İ SİNA'NIN VARLIK VE EVREN FELSEFESİ

İBN-İ SİNA VE SUDUR NAZARİYESİ...

Sudur nazariyesine göre kainat, İlâhı Varlık'tan tedricî olarak genişleme ve yayılma (Extantion) yoluyla meydana gelmiştir. Bu nazariyenin temeli büyük ölçüde Platinos'un düşüncesine dayanır. Plotinos'a göre her şey (kâniat) kendisine "varlık" sözünün bile bir sınırlama getireceği; kuvve ve fiil halinin de üstünde olan, diğer bir ifade ile varlık sözünün ifade ettiği manayı dahı aşkın olan ilk ilke'den sudûr etmiştir. O, ilk ilke'nin "tek"liği üzerinde titizlikle durur. Her şeyin ilk İlke'den suduru (tasması çıkması), her şey ancak O'nunla var olur anlamına gelir. Plotinos'un ilk ilke'sine Farâbı ve İbn-i Sina **Zorunlu Varlık (Vacibu'l-Vücûd)**derler. Bu aynı zamanda düşünür ilkedir. O'nun düşünmesi varlığın nedenidir.

İlk Akıldan da, Zorunlu Varlığı düşünmesi sonucu İkinci Akıl; kendisinin Zorunlu Varlığa nazaran zorunlu oluşunu düşünmesinden birinci göğün (felek) Nefsi; kendi özüne göre kendisinin mümkün (olurlu) oluşunu düşünmesinden de birinci göğün cismi meydana gelir. Bu tedrici oluş Faal Akıl ve Yer küresine kadar devam eder (bk. İbn-i Sina, En-Nefsü'l-Beşeriyye, s.36, Beyrut 1986; Farabî, es-Siyasetü'l-Medeniyye, s.48, Beyrut 1911; İbn Sinâ, Necât, s.288, Beyrut, 1985; Abdurrahman Bedevî, Eflûtın (Plotinos) İnde'l-Arab, s.134-39; Kuveyt 1977; İsmail Fennî, lügatçe-i Felsefe, s.26-17, İst. 1341).

Gazzâlî sudur nazariyesini, sünni kelamcıların yoktan yaratma düşüncesine ters düştüğü ve sudür sürecinin zorunlu olduğu gerekçesiyle; bu yüzden de *Allah'ın "Mürîd" oluşu ile çeliştiği için eleştirir.* Meşhur **"Tehafütü'l-Felâsife"**adlı eserinde bu konuyu genişçe ele alır. Hatta bu nazariyenin mantıkı sonucunun Allah'ın her şeyi bildiği hakikatine ters düşeceğini söyler.

Sudur nazariyesi İbn-i Sina tarafından sistematize edilen bir nazariye idi. Allah'ın kendi zatını bilmesiyle İlk Aklı yarattığını ve İlk Aklın kendini bilmesiyle İkinci Aklı yarattığı böylece yaratmanın devam edip gittiği düşüncesine dayanıyordu. *Yani bu nazariyede yaratma konusunda Allah'la varlıklar arasına çeşitli vasıtalar ikame ediliyordu.* El-Kindi ve Farabi de aynı görüşü savunuyorlardı. Gazâlî katıksız bir tevhidci olarak bu düşünceyi kabul edemezdi. Dolayısıyla bu sudûrcu dünya-görüşündeki zımnî *determinizm*e Gazâli şiddetli bir şekilde hücuma geçmiş ve bu düşünceyi geniş ölçüde bertaraf etmiştir.

Gazâlî, bu teoriyi indî akıl yürütme üzerine kurulmuş boş bir spekülasyon, güvenilmez bir tahmin ve karanlık üzerine karanlık bir düşünce olarak değerlendirir. Eğer birisi kalkıp da ona rüyada gördüğünü söylese, herkes onun bir ruh hastası olduğuna hükmedeceğini ileri sürer. Hatta O'na göre bu nazariye deli bir insanı bile tatmin etmekten uzak bir nazariyedir.

Gazâlî'nin sudurcu yaklaşımı eleştirisi, Felâsifenin bir yandan çokluğu ve kainâttaki düzeni açıklayamamaları, öte yandan da Allah'ın mutlak birliğini korumada başarılı olamamaları yönündendir. Felasife Allah'ın teklik ve birliğini zedelemeden varlıkların (kesret) yaratılması olayını akli bir şekilde anlatmanın yollarını ararlar. Tüm varlıkların direkt olarak Allah tarafından yaratılmış olduğu kabul edilirse, kesretin birden nasıl çıkabileceği problemiyle karşılaşırlar. Sonunda nazariyelerini "Bir'den Yalnızca Bir Çıkar" şeklinde formüle ederek Allah'tan sadece İlk Aklın sudur ettiğini, geri kalan varlıklar sırasıyla diğer akıllardan çıktığını formüle ederek kendilerine göre problemden kurtulurlar. Onlara göre Allah mutlak basit ve tek olduğundan kendisinde kesret söz konusu olamaz. Ancak Allah'ın ilk ma'lülü olan İlk Akıl'da kesret söz konusudur, dolayısıyla ondan çokluğun suduru mümkündür.

Gazâlî yaratma konusunda Kur'an'ın anlattığına fazla bir şey ilave etmeden bunu aynen kabul edip kendisi ayrı bir yaratma nazariyesi geliştirmeyerek, sadece Felâsifenin nazariyesinin Allah'ın birliğine değil, tersine çokluğuna yol açtığı, hatta Allah'ı anlamsız ve içi boş bir varlık konumuna indirdiği düşüncesiyle Felâsifenin sudur nazariyesini eleştirir. Gazâlî ilk olarak bu formülün mantıki geçerliliğini analiz eder. Gazâlî bu konuda şöyle bir mantık örgüsü kullanır: Felâsifenin yaklaşımının temel mantığına göre İlk Akıl çokluğun kendisinden sudur edebileceği niteliktedir, oysa Gazâlî'ye göre bu nazariyenin mantıksal uzantısı İlk Aklın da çokluktan uzak olması, dolayısıyla çokluğun ondan çıkmasının mümkün olmamasıdır. Aynı şekilde yine aynı nazariyenin mantıkı sonuçlarına göre Hakiki Tek olan Allah'da teklik değil çokluğun varlığı söz konusu olabilir. Bu son derece derin ve rafine bir zihin gerektiren konuyu Gazâlî en ince ayrıntısına kadar inceler.

Felasife İlk Akıl'da çokluk ifade eden niteliklerden birinin onun varlığının mümkün varlık olmasını gösterir. Gazâlî bunu eleştirerek şu soruyu sorar: ***Onun vücudunun mümkün olması varlığının aynı mıdır, gayrı mıdır?*** Eğer varlığının aynı ise ondan çokluk meydan gelmez. Çünkü bu durumda sadece İlk Aklın varlığı söz konusu olmakta, dolayısıyla O da hakiki tek olmaktadır. Böylece Hakiki Tek olan Allah'tan çokluk çıkmayacağı gibi (felasifenin tezi) İlk Akıl'dan da çokluk çıkamaz. Eğer İlk Aklın vücudunun mümkün olması varlığının gayri ise bu durumda bu yaklaşım Felasifenin "İlk mebde'de çokluk vardır, çünkü o mevcuttur ve aynı zamanda vücûdu vaciptir, vücudun vacip olması, vücudun kendi zatının gayrı olmasını gerektirir" teziyle çelişki içinde olacağını hatırlatır. Eğer vücudun vacip olmasının anlamı sadece varlık olduğu iddia edilirse bu defa da Gazalî, vücudun mümkün olmasının anlamı da varlıktan başka bir şey değildir diyerek cevap verir. Bu yaklaşıma göre Allah'la İlk Akıl arasında bu yönden fazla bir fark kalmadığını, dolayısıyla bu teorinin ya Allah'ı İlk Akıl düzeyine indirmekte, ya da İlk Aklı Allah düzeyine çıkarmakta olduğunu, her iki durumun da kabul edilemez bir yaklaşım olduğunu vurgular.

Gazâlî sudur nazariyesinin kendi içsel tutarsızlığını başka bir noktada da sergiler. Hatırlanacağı gibi Felâsife "akletme" olayına son derece önemli bir fonksiyon yüklemekte idiler. Allah kendi zatını akletmesiyle İlk Aklı yaratmıştı, İlk Aklın kendini ve Allah'ı akletmesiyle de İkinci Aklı yaratmıştı. Gazâlî "akletme" konusunu analiz masasına yatırır ve ilginç bir soru sorarak olayı zihinlere yaklaştırmaya çalışır: ***"Allah'ın kendini akletmesi varlığını ve kendi nefsini akletmesinin aynı mıdır, gayrı mıdır?"*** diye sorar. Eğer aynı ise, zatında çokluk yoktur, sadece zâtının ifâdesinde (çokluk) vardır. Eğer ğayrı ise, bu takdirde Evvel'in kendisinde çokluk vardır, çünkü o, hem zatını akleder, hem de zatının gayrini akleder. Eğer bu çokluk ise o çokluk Evvel'de de mevcûddur. Dolayısıyla ondan birbirinden farklı olan şeyler çıkabilir. Eğer bu tür çoklukla onun vahdaniyeti ondan kalkıyorsa, biz her yönden vahdaniyet tezini bırakalım" diyerek sonuçlandırır.

İbn-i Sina'nın katılmadığı fakat diğer Felâsife mensuplarının ısrarla savundukları "Allah'ın ancak zâtını akleder, Onun zâtını akletmesi zâtının aynıdır, dolayısıyla akıl, âkıl (akleden) ve ma'kûl (aklolunan) birdir ve o bunun gayrini akletmez," tezine karşı ise Gazâlî sertleşerek bu yaklaşımın Allah hakkında aklın ve izanın kabul etmiyeceği bir yaklaşım olduğunu, çünkü bu tezin kabul edilmesi durumunda Allah'ı yaratıkların da gerisine itmeyi de peşinen kabul etmemiz gerekeceğini söyler.

Çünkü bu teze göre Allah'tan sadır olan İlk Akıl'dan felekin nefsi ve cirmi sâdır olur ve O, nefsini, her üç ma'lûlünü, illetini ve mebdeini akleder. Dolayısıyla ma'lül (İlk Akıl), illet (Allah)'ten şu bakımdan daha üstün olur. İlletten ancak bir şey sadır olmuştur, halbuki ma'lülden üç şey sâdir olmuştur. Evvel ancak kendi nefsini akletmiştir, malûl ise hem kendi nefsini akletmiş, hem ilk Mebae'in nefsini akletmiş, hem de ma'lûllerin nefsini akletmiştir. Allah Teâlâ hakkındaki sözünün bu dereceye râcî olduğuna kanaat getirenler, O'nu bütün varlıklardan daha aşağıya düşürmüş olurlar. Çünkü varlıklar hem kendi nefislerini, hem de gayrını aklederler. Hem kendi nefsini, hem de gayrını akleden (şey); mertebe bakımından O'ndan daha üstün olur. Çünkü Allah (felasifenin yaklaşımına göre) sadece kendi nefsini akleder."

Gazâlî bu açılardan da Felâsifenin görüşü tutarsız olduğunu, Allah'ı tazim edelim düşüncesiyle Allah'ı varlıklardan da geri bir konuma ittiklerini iddia eder.

"Onların ta'zim konusunda derine dalmaları son haddine varmış ve netîcede azâmet anlamını ifade eden her şeyi ortadan kaldıracak noktaya ulaşmıştır. Böylece Allah Teâla'nın durumunu, âlemde cereyan eden şeylerden haberi olmayan bir ölü durumuna getirmişlerdir..."

Yine Gazâlî haklı olarak şu eleştirel soruyu yöneltir: Tüm varlıklar bütün çokluklarına rağmen ilk maluldan sadır olamaz mı? İlk maluldan neden sadece Felek-i Aksa'nın kendisi ve cirmi sadır olmuş olsun. Aksine bütün felek ve insani ruhların, tüm yeryüzü ve semavi cisimlerin ilk malulden sadır olmalarına ne engel vardır?

Öte yandan filozoflara göre her madde en azından suret ve maddeden müteşekkildir. Mürekkep (bileşik) bir şey (bir cisim gibi) daha sonra nasıl varlığa çıkacaktır? Onun yalnızca bir tek sebebi mi vardır? Cevap şâyet olumluysa, birden yalnızca bir çıktığı iddiası batıl ve geçersiz hale gelir. Öte yandan eğer mürekkeb bir cisimin mürekkep bir sebebi varsa, bu durumda aynı soru bu defa bu sebebin durumu için tekrarlanacak ve bu bileşiğin zorunlu olarak basitle karşılaşacağı bir noktaya ulaşılıncaya kadar devam edecektir. Mürekkep etki (sonuç) ve tek sebep arasındaki bu temas nerede meydana gelirse gelsin, birden yalnız birin çıkacağı prensibini yanlışlayacaktır.

Kâinattaki tüm mevcudât, bileşim ile niteleniyorsa ve yalnızca Allah'ın hakiki basitlik ya da birliğe sahip olduğu söylenebilir, çünkü yalnızca O'nda mâhiyet ve varoluş tamamen aynî (birleşmiş)dir. Bu bizi, zorunlu olarak şu düşünceye gütürür: *"Birden yalnız bir çıkar."* prensibi ya

Kâinatta görülmekte olan terkip ve çokluğu ya da Allah'ın bir birliğe sahip olduğu gerçeğini açıklayamaz.

Eğer filozofların kendisiyle ilk aklın karakterize edildiği üçlünün olduğu gibi kabul edilmesi gerekiyorsa (ki bu gerçekte yapılamaz), o kendisinden türetmek istedikleri bütün diğer şeyleri açıklamaktan aciz kalacaktır. Onlara göre ilk aklın mahiyetinin yalnızca bir yönünden çıkan en üst feleğin maddesi (cismi) kesinlikle tabiaten basit olmayıp, mürekkep (bileşik) demektir ve bu üç şekilde olur.

Birincisi, yukarıda ifade edildiği gibi suret ve maddeden müteşekkildir. Gerçekte filozofların kendi kabullerine göre ise tüm cisimler böyledir. Suret ve maddenin tüm cisimlerde daima beraberce var olduğu doğrudur, fakat onlar birbirinden öylesine farklıdırlar ki, biri öbürünün sebebi olamaz. Şu halde en üst feleğin cisminin suret ve maddesi var olabilmek için bir değil iki prensibi gerektirir. İlk aklın üç-katlı karakterinin üniteryan yönü bunu açıklayamaz.

İkinci olarak, bu feleğin cismi muayyen bir büyüklüğe sahiptir. Onun sahip olduğu muayyen büyüklük, kendi varoluşunun yalın olgusuna eklenmiş bir şeydir. O kesinlikle farklı bir büyüklükte olduğundan daha büyük veya daha küçük olarak vücuda gelemezdi. Bu durumda, feleğin cisminin varoluşunu gerektiren şeyin üstünde ve ötesinde, bu muayyen büyüklüğün kabul edilmesini açıklamak için ilave bir sebep olması gerekecektir.

Üçüncü olarak, en üst felekte sabit kutuplar şeklinde iki nokta tespit edilmiştir. Bu olgu, filozoflar tarafından Aristo astronomisine uygun olarak kabul edilmişti. Şimdi, ya en üst feleğin tüm kısımları birbirine benzerdir ki, bu durumda iki noktanın niçin diğerlerine tercihen kutup olarak seçilmesi gerektiğini açıklamak imkansız olacaktır; ya da onlar farklıdırlar yani bazıları diğerlerinin sahip olmadıkları niteliklere sahiptir. Buna göre bize ilk akılda başka bir yön daha gereklidir ki, o, farklılıkları, kutup olarak iki noktanın seçilmesini haklı çıkartacak en üst feleğin çeşitli kısımlarındaki farklılıklara sebep olsun.

Yukarıda ifade edilmiş olan bakış açısından, en üst feleğin cisminin ilk aklın mahiyetinin yalnızca bir yönünden sudûr etmiş olduğunu savunmak filozoflar adına tam bir "cehalet"tir. Ya bir'den bir çıkar şeklindeki prensip doğrudur ki, bu durumda ilk akıl sadece üçlü değil, çokluk (kesret) olarak açıklanmadan kalmaktadır, ya da bu prensip hiçbir anlamı olmayan boş bir formüldür ve bu durumda "bir'den çok'un çıkabileceği" mümkün hale gelir. Bu son durumda âlemin sonsuzluğu ve çeşitliliği doğrudan doğruya Allah'ın birliğinden türetilebilir ve O'nunla âlem arasında Sudûriyyeci bir merdiven kurmaya ihtiyaç yoktur.

Birden yalnız bir çıktığı formülü geçersiz bir formül olmakla kalmaz, hatta, Gazâli'ye göre, sudûr doktrininin delil zinciri olan Allah'ın birliği kavramına da büyük zarar verir ve böylece baştan benimsedikleri asıl amacı hükümsüz kılar.

Gazâli şu kanaattedir: "İlk Prensip kâdir-i mutlak ve irade sahibi bir faildir; O dilediğini yapar ve arzu ettiğini emreder ve birbirine benzeyen veya benzemeyen şeyleri yaratır; [şu halde] O ne zaman ve hangi tarzda dilemektedir? Böyle bir akidenin imkansızlığı ne bedihî bir hakikattır, ne de istidlalî bir bilginin konusudur."

Gazâli açıkça ve haklı olarak itiraf eder ki, Allah'ın âlemle münasebeti problemi son tahlilde daima insan idrakini aşan bir problemdir. Âlemin Allah'ın iradesiyle nasıl yaratıldığına dair bir araştırma, ona göre "boş ve faydasız bir çaba" dır. Allah'ın yaratıcı faaliyetinin nasıl çalıştığı dört başı mamur bir şekilde açıklanamaz ve bu açıklanamazlık kaçınılmaz bir şeydir; doğrusu eğer açıklanabilmiş olsaydı, o "yaratıcı" olmayacaktı. Bu faaliyetin çeşitli türlerine getirilen açıklamalar tecrübelerden yola çıkarak onların aralarında bir bağlantı veya benzerlik kurar; oysa Allah'ın yaratıcılığı bir faaliyettir ki, onun sayesinde tecrübe edenler ve onlarca tecrübe edilen şey meydana gelir. İnsan idrakinin kendisi bu fiilden yaratılmışsa, Allah'ın yaratma fiilinin mahiyetini nasıl kavrayabilir?

İBN-İ SİNA VE SPİNOZADA DİN VE FELSEFE İLİŞKİLERİ

Toplumsal bir varlık olan insan İbni Sina ya göre kendi türünün devamı ve insani varlığın gerçekleşebilmesi için gerekli olan adil yönetimin ve onun kurallarına uymak zorunda olan kişi olaraktanımlanır. Peygamberlik de insan türünün mükemmelliği ve mutluluğu için tanrısal inayetin birmüdahalesi olarak tanımlanır. Yani Peygamber "siyasetle duyusal dünyanın, bilimle akılsal dünyanıniyiliğinin gerçekleşmesi için faydalı olan şeyleri insanlara... vahiy yolu ile tebliğ edendir."

Bu noktada Platon'dan beri süregelen Farabi tarafından da kabul edilen filozof -halk, yöneticiler-yönetilenler ayrımıyla felsefe ile din arasındaki ayrımın ne olduğu anlatılmaya başlanır. İbni SinaPeygamberliğin özellikle iki noktasını vurgular. Bunlar; tanrının varlığının tebliği ve gelecek hayat hakkında uyarılardır. Peygamberlerin sorumluluk alanını "halkın anlayabileceği bir dille" anlatmak veinsanların devamlı olarak Tanrı'yı ve gelecekteki hayatı hatırlatacak bazı pratikleri topluma kabulettirmek olduğudur. Fakat Ahmet Arslan felasifenin filozof-avam ayrışmasında, tabana yayılmış toplumsal kesimlerin hakikat hakkındaki bilgilendirilmelerini sağlayan peygamberler karşısında, filozofun peygambere tabiliği konusunda net bir yorum yapmaktan kaçındığından bahseder.

Buna karşılık felsefe ile din ilişkide filozofu ve peygamberi seçkin kişiler olarak ele almasına karşın "felsefe hakikatin uygun birifadesidir ama din, hakikatin halkın hayal gücüne uyarlanmış felsefenin bir aşağı düzeyi" olaraktanımlanır. Felsefe ile din birer teori ve pratik, metafizik, ilahiyat veya ahlaktır ve filozofta peygamberdemükemmel toplumu oluşturmak için aynı işleve sahiptirler. "filozof, peygamber, kanun koyucu bir veaynı anlama sahiptir. Filozofun, en üstün başkanın, hakanın, kanun koyucunun ve imamın manası, yalnız tek manadır." Felsefe ile dinin farklılığının sebebi ise insanların esas olarak avam ve seçkinler olarak ikiyeayrılmış olmasıdır. Fakat her ikisinin de kaynağı aynıdır, Tanrı. Vahyin kaynağı tanrıdır, felsefenin ise akıl. Ama akıl da kaynağını tanrıda bulur.

670 yılında Spinoza, Tractatus Theologica - Politicus adlı Latince bir kitap yayımlar. Eser adı belirtilmeksizin yayımcısı yayım yeri yanlış bilgiler verilerek yayımlanır. Kilisenin şikâyeti üzerine 1674yılında kitap yasaklanır. "Eserin ana amacı ise politikada sinsel bakış açısının bir rol oynamaması gerektiğini göstererek politik

alanı dinsel alandan ayırmak, politikayı Kilise'nin nüfuz ve yetki alanından kurtarmaktır. Bunun için Spinoza dinin ve politikanın karşılıklı olarak amaç, konu ve doğalarınıbelirlemeye çalışır." Spinoza bu kitabıyla felsefe ile dinin ayrımlarını göstermeye çalışarak felasifenin kullandığı argümanların hemen hemen hepsini kullanır. Hatta İbn-i rüşt'ün kelamcıları gibi halkınınançlarını sarsan, kâfir ilan eden çeşitli teologlar-mezhepler-partiler yaratan üçüncü bir kesim kelamcılar gibi seçkinler-avam ayrımına birde gerçek ispatlara sahip olamayan teologlar grubunu ekler. Spinoza'yagöre dinsel mezheplerin, sektelerin, kavgaların ortaya çıkışının nedeni bu üçüncü gruptur.

Spinoza felsefe ile din ayrımını yaparken vahyin amacını ve özünü teşkil eden şeyin doğru hayat ve doğ doğruhayat davet olduğunu, yoksa irade özgürlüğünden veya diğer felsefi konular hakkında bilgi vermek olmadığından bahseder. Ona göre Kutsal Kitap ne doğal şeylerin bilimdir ne de tinsel şeylerin amacı isebilimleri öğretmek olamaz. O sadece itaat ister ve bilgisizliği değil itaatsizliği mahkûm eder. Bunun içinde halkın zihnine çabuk nüfus edebilecek ve onları itaate sevk edebilecek bir dil kullanır, amacı aklıinandırmak değil, fantezi ve hayal gücüne etkide bulundurmaktır der. Buna karşılık doğal bilgi, kişinin aklıile elde ettiği bilgi, yani felsefi bilgi, doğrunun ölçütüdür ve matematiksel bir kesinliğe sahiptir. Dinsel bilgi ise ahlaki kesinlik olarak, kaynağını kendisinde değil ama peygamberde, vahiyde bulur. Bu yüzden felsefenin amacı hakikattir ama din itaat ve dindarlığı amaçlar. Buna karşılık Spinoza felsefe ile dinarasında bir çelişki olmadığını göstermeye çalışır. Ona göre kutsal kitapta öğretilen şeyler akılla tam biruyum içerisinde ve on aykırı değildir. Tanrının insanların itaat ve mutluluğunu sağlamak için vahiy yoluyla gönderdiği peygamberlerin söyledikleri yalan değildi, Vahiyler gerçeğin tam uygun ifadeleri olmamalarına, halkın anlayabileceği düzeyde yavan bir anlatıma sahip olmalarına karşın hakiki şeylerdir. Felsefe doğal ve tinsel şeylerin bilimi olmasıyla beraber dinsel ve ahlaksal yasalar doğa yasalarının vetanrı hakikatlerinin bir başka şekilde ifadesidir. Bununla birlikte Spinoza dinin varlığını olumlar. Felsefeancak akıl kapasitesi gelişmiş küçük bir azınlığın mutluluğa ulaşma gayreti olmasına karşın, din olmasaydıder Spinoza "bütün insanların kurtuluşundan şüpheye düşmemiz gerekirdi." Çünkü "din başka yola mutluolmaları mümkün olmayan sıradan insanları, halkı mutlu etmek için ortaya çıkmış, onlara büyük tesellisağlamış, böylece onlara mutluluk getirmiştir."

Görülen o ki Spinoza önceli İslam Felsefesinin yaptığı şekilde, peygamberlik, insanları ayırmak içinkullanıla argümanlar, akıl -iman, felsefe-din ilişkilerini benzer şekilde almış ama "dinden entelektüel-spekülatif unsurları tümüyle dışarı atma ve onu tamamen bir pratiğe, bir emir ve yasaklar bütününeindirgemekte daha fazla ısrarlı olduğu görülmektedir." Spinoza'ya göre dinle felsefenin çatışması içinhiçbir neden yoktur. Eğer bir kavga varsa bunun sebebi ne filozoflar ne halk olmayıp üçüncü bir gruptur. Aydınlanma düşüncesinde olduğu gibi din Spinoza'da halkı yönetmek için uydurulmuş ahlaki -politikaraçlar olarak görülmez. Tam tersine dini yaratan insan değil Tanrının kendisidir. Tanrı, "iyiliğinden velütfünden dolayı halkı kurtarmak için onların anlayabileceği bir dille onlara iletmiştir" Bu yüzden dinselemirler tam bir hakikat olmamakla birlikte, hakikatin görüntüsü değişmeceli bir anlatımıdır.

Spinoza'nın kitabının hiçbir yerinde Farabi, İbni Sina ve İbni Rüşt den söz etmemesine rağmen, onun felsefe-din ilişkilerli klasik sorunu üzerine getirdikleri çözümün Felasife ile çeşitli noktalarda gösterdikleri benzerlikler, hatta ayrılıklar göz önüne alınırsa, Spinoza'nın bu görüşlerden etkilenmiş olduğunudüşünmek en akla uygun bir varsayım olacaktır.

İBN-İ SİNANIN FELAK SURESİ TEFSİRİ....

A.İBN SİNÂ'NIN FELAK SÛRESİ TEFSİRİ

Aşağıdaki yazı 10 TEMMUZ 1324 Rûmî-(2 Şevval Perşembe- 23 Eylül 1326) Tarihli "Sırat-ı Müstakim" Dergisi'nin 109. sayısındaki (s.71-73) Osmanlıca-sından (çev. Şerefeddin ?) günümüz Türkçesine çevrilerek hazırlanmıştır. Biz bu çeviriyi verdikten sonra her ayette vurgulanan kavramlar üzerinde yoğunlaşmak yerine daha çok ilk iki ayette geçen ilk varlığın ortaya çıkışının keyfiyeti üzerinde duracağız.

İbn-i Sînâ'nın, kainâtın ilk yaratılışı hakkındaki düşüncesinin özeti sayılabilecek görüşlerini Kur'an'ın 113.suresi olan Felak suresinin tefsirini verdikten sonra diğer bazı eserlerindeki konu ile ilişkili görüşlerinden de yararlanarak bir makale formatı sınırları içinde teolojik bağlamda irdelemeye çalışacağız.

Rahmân ve Rahîm Olan Allah'ın Adı ile.

1. **Âyet: "Kul eûzu bi Rabbi'l-Felak":** (De ki: Sığınırım felakın Rabbine)

Tefsiri: "Yokluk karanlıklarının zulmetini varlık nûru ile yarmayı bahşeden, İlk Başlangıç Bağışı (Cûd) olan Vâcibu'l-Vücûd'dur. Bu varlık bağışı da Mutlak Birliğin öncelikli gereklerindendir. İlk Başlangıçtan ortaya çıkan varlıkların birincisi, kendisinde asıl olarak şer bulunmayan "kazâ"dır. Ancak, İlk Nûr'un yayılışında, onun altında kalmış olan "mâhiyet" (menân)in zorunlu bulanıklığı bir istisna teşkil eder. Bundan sonra gerekli olan şerlere çarparak karşılaşan ve nüfuz-ı kazâya uğrayan ardışık nedenler devam eder gider.7 Nedenliler (Mâlüller) arasındaki ilk sebep "kader"dir ki bu da yaratma (halk) dan ibarettir. Yani kader, "ölçülü" olan cisimlerin ve eşyanın mütelazımıdır; (bu da) tabiatı ile yaratılanın görüntüye kavuşan (kazâ-i şuhûda gelen), varlıklar (eşya) ile beraber bulunur."

2. Âyet: **"Min şerri mâ halak"**: (Yarattığı şeylerin şerri (kötülük)nden).

Tefsiri: "Bundan dolayı Yüce Allah **"min şerri mâ halak"**(yarattığı şeylerin şerrinden) buyurup, şerri (kötülük) "halk" ve "takdir" kenarında zikretmiştir. Çünkü kötülük, ancak boyutlu olan cisimlerden ortaya çıkar. Yani kazâ mertebesinde temel olarak kötülük bulunmayıp, kader mertebesinde ortaya çıkar."

"Cisimler, kazâ mertebesinde olmayıp, kendisinde maddî cisimlerintoplandığı ve biçimlendiği (tahsil ve teşekkül eylediği) kader mertebesinde olduğu ve bu cisimler dahi şer kaynağı olduğu için şer, kader mertebesinde olan yaratmaya izafe olunmuştur. "İnfilak"ın, yaratılmışların gereklerinden olan şerre önceliği bulunmasında (takdim olunmasında), gerekli şerlerden önce "mümkin"lerin mahiyetlerine "vücûd" nûru yayılmış ve bunun üzerine hayır ilk kasıt ile, şer ise ikincil kasıt ile kast olunmuş olduğuna işaretler vardır."

"Özet olarak: Varlık nûrunun yayılması ile yokluk zulmetine "yarılma" bahşederek görünmeyi sağlayan Vâcibu'l-vücûd hazretleridir. İnsanî şerler ilk önce ilâhî kazâda mevcut olmayıp, ikincil olarak kaderde ortaya çıkmıştır."

"Buna göre yaratılmışların lazımesinden Rabbilfelak hazretlerine sığınma (istiaze) emrolunur."

"Soru: Niçin "İlâhi'l-Felak" (Felâk'ın İlâhı) denilmeyip "Rabbi'l-Felak" (Felâkın Rabbi) denilmiştir?"

"Cevap: İlmî gerçeklerden bir ince sırra dayanak olan şu nükteye cevap olarak denilmiştir ki: Rabb, merbûbun Rabbidir. Yani aralarında tezâyüf (yaklaşma, meyilleşme, alıştırma) vardır. Birinin varlığını düşünmek, diğerinin de varlığını düşünmeyi gerekli kılar. Böylece merbûb (eğitilen varlık) bütün durumlarında Rabtan bağımsız olamaz. Nitekim ana ve babasının terbiyesi altında büyüyen bir çocuk hiçbir zaman bu eğitimi sırasında rabtan, yani ana-babasından bağımsız kalamaz."

"Her ne kadar fiillerin kendisine ihtiyacı dolayısıyla ilâh dahi, Rab gibi kendisine ihtiyaç olunan ise de merbûb, ilahın özel haysiyetine nazaran, yani ibadete hak kazânmış olmasına kıyasla zikrolunamaz. (Çünkü merbûbun açık ihtiyacı, ilaha değil, Rabbedir). Yani merbûb olan felak bir fâlıka, kendisinde etkili olan bir Fâil Rabbe muhtaç olup, bu haysiyetle mâbûda muhtaç değildir."

"İstiaze, 'avz., 'iyâz (kelimeleri) başkasına "sığınma" anlamından ibarettir.

Bu âyet-i kerimede9 soyut olarak sığınma emrolunmuş olmakla, olgunlukların oluşması, hayırları çıkarıp yayan Ezelî ve Yüce Zât'a değil, söyleyene ait ve dönük olan bir emir olduğu sabit ve âşikâr olur ki, bundan da olgunluklardan asıl olarak bir şeyin ilk başlangıçtan alınmayıp (müntehil olmayıp), bu olgunluklara elverişliliği kabul yönünü yönlendirmesi gerekli olduğu hakkındaki kabul görmüş söz, yaklaşık olarak gerçekleşmiş olur. "İnne li rabbiküm fî eyyâmi dehriküm nefehâtün elâ feta'rudû lehâ" (Şüphesiz Rabbinizin yaşadığınız günlerde üflemeleri vardır, dikkatli olun, kendinizi onlara arz edin) Hadis-i Şerîfinde dahi lütuf nefhalarının dehrin yüzü üzerine sürekli olup, kesinti ve ayrılmanın kusur eseri olduğuna işaret buyurmuştur. Yani istidatlı olanın himmetten vazgeçmesi lazım olduğu, sığınmayı gerektirdiği ve himmetten vazgeçilmeyecek olursa, lütuf nefhalarına kavuşulamayacağı açıklanmıştır ki, âyet-i celileden çıkarılan sonucun nebevi söz ile ispatıdır."

"Bunun altında yüksek asıllar ve hatırlanması gerekli kurallara büyük uyarılar vardır ki, açıklamaya gerek kalmaksızın, mârifet sahipleri tarafından anlaşılıp kabul olunur."

3. Âyet: **"Ve min şerri ğâsikin izâ vekab"**(Ve karanlık çökünce gecenin şerrinden):

Tefsiri: "Bu âyet-i celilede sığınan insan bireylerinden bir bireyin cüz'i nefsidir ki, sığındığı şeylerden dahi kader mertebesinde ortaya çıkan şeylerin zorunlu şerleridir. Şüphe yoktur ki, bu şeylerin şerrinden insanî nefislerin cevherlerini en çok zarara sokanlar, konuşan nefislerle beraber bedene sokulmuş olanlardır. Bunlar bir bakımdan aletler iseler de, diğer yönden vebal (yük) olurlar. Hem yarar, hem zarar ortaya çıkarabilirler. Bunlar hayatın iki önemli rükünleridirler ki, biri hayvânî, diğeri nebâtî kuvvelerdir."

(Bugün Fizyoloji (Organların Yararı İlmi) bilginleri, kişisel hayatta bitkisel hayat (sindirim, emme, kan dolaşımı, ifrazatın teneffüsü, temessül, temessülün gıdalanması) ve hayvânsal hayat veya nisbî hayat (beş duyu, fiil-i asabî ve fiil-i adalî) adları ile iki hayat kuvvesi (olduğunu) kabul etmektedirler.)

"Hayvanî kuvve karanlık ve bulanık bir zulmânî kuvvedir. Sığınarak konuşan nefis ise madde ve maddenin alakalarının bulanıklığından – maddenin şer kaynağı ve zulmet olduğu zikrolunmuştu-saf ve temiz hakikat şekillerinin hepsini kabul etmeye elverişlidir. Konuşan nefsin bu nûrânîliği hayvanî kuvvelerden şehvet, gadap, tahayyül, tevehhüm gibi herhangi birinin kendisinde... hazırladığı vakit ortadan kalkar ki bunlar konuşan nefse dışından ve çevresinden gelmekte olduğundan sürekli olarak yenilenmekte oldukları aşikar olur. Bundan dolayı insanî nûrun nefsinde hayvani kuvvelerden herhangisinin peş peşe gelmesiyle meydana gelen hey'et (şekil) bir zulmanî hey'et olmakla "ğâsik-vekab", yani "karşılayan bir zulmet" olmuş olur. Bu hayvanî sûretlerden herhangi birinin konuşan nefis ile beraber, bedene girmesiyle nefis sayfasındaki resimlemeleri nefis cevherine pek yakın bir yol ile zarar bırakabileceğinden, genel olan şerler "halk" (yaratılış)ın ardından zikir ve irad olundu. Her ne kadar "ğasıkın vukubu"ndan, yani zulmetin yönelmesinden ortaya çıkan şer dahi "şerr-i mâ halak" = Yarattığı şeyler" cümlesinden olup, özel ile genel kabilinden ise de bu özel olan hayvânî sûretlerin beşerin nûrâni nefsine yönelmesi önemli bir etkiyi haiz olduğundan özellikle zikrolunup, özellikle bunun şerri (kötülük)nden sığınma ile emrolunmuştur. Ta ki bunların pazde-i istilası olmak en büyük rezilliklerden anlaşılıp, jenk-i hayvaniyeden yüksek nefis aynası tutulsun."

4. Âyet: **"Ve min şerri'n-neffâsâti fi'l-'ukad"**: (Ve düğümlere çokça nefeslenenlerin kötülüğünden)

Tefsiri: "Bu âyet-i kerimede *bitkisel kuvvelere* işaret buyurulmuştur.

Yukarıda arz olunduğu gibi kişisel hayatın ikinci rüknü bitkisel kuvvelerdi. Çünkü bitkisel kuvveler bunun (bedenin) gelişmesi hususunda önlem alan bir müvekkildir (görevlidir). Beden dahi değişik unsurların düğümlerinden/bağlarından meydana gelmiş bir düğüm/bağ mesabesindedir. İşte bu unsurların hepsi birbirinden ayrışmak için sürekli bir çekişme/gerilim içerisinde idiyse de, karşılığında meydana gelen infiallerden (etkilenim) beden teşekkül edip, varlığını korumaktadır."

(Burada emme ki; gazlar, sıvılar ve mikropların hayat sahiplerinin yüzeyleri devam ile kanın girmesi, kan ve organ olması ile temessül ki; gıdaların bileşimlerinin toplanması ve kuvvetinin saklanmasına uygun olarak hem-hal ve hem-terkip olması *kimyasal* olaylara işaret olunmaktadır. Uzuvlarda miladi on sekizinci asır mesai erbabı önünde etrafı bir duvar ile sınırlı ve elastiki (yapışkan) bir sıvı içeren miladi 1833'te çekirdeği dahi olduğu keşfedilen *hücre*lerin varlığı kanıtlandı. Bu yüzden bugün -hücre nazariyesi ile- hükmolunmuştur ki, bunların ayrı ayrı ukdeler (düğümler) olduğu izaha muhtaç değildi. Bu hayatî akidde nefes ve ebedî üfürme bitkisel kuvvenin kuvvetidir. Çünkü bu bedenin kuvveti her yönden, yani üç boyuttan artışını gerekli kılar.)

"Beşeri sanatlardan hiç bir şey yoktur ki, bir cismin arttırılması için parçalarının bir yönden diğer yöne taşınmasından başka sûretle davransın. Mesela demirci, bir parça demiri uzunlamasına arttırmak isterse, doğal olarak eninden eksiltmeye mecburdur. Ya da dışarıdan bir parça demir ile bunu telafi eder. Bitkisel kuvveler ise bedenin içine gıdalar sokarak ve saklayarak fiil-i temsilî icra etmekte olduğundan bedenin organlarını bütün yönlerden arttırmakla bitkisel kuvve her şeyden ziyade nefes ve solumaya müşabihtir. Bundan dolayı nefeslerden (neffâsât) amaçlanan hayati akdi her yönden büyüten, bitkisel kuvve olmuş olur ki, bu halin de tamamen bedene büyüme sağladığı açıklanmıştır. İnsanî nefis ile bitkisel kuvve arasındaki vasıta, hayvansal kuvve olmakla hayvansal kuvveler bitkisel kuvvelerden önce zikrolunmuştur."

"Özetle şöyle denilebilir: Hayvansal kuvve bitkisel kuvvenin nûranî insan nefsine bıraktığı zararlar bedensel alakaların kuvvet kazanmasıyla yer ve göklerin melekûtunu kuşatmaktan mahrumiyet ve diğer nakışlarla nakışlanma (intikaş) yoğunluğuna mahkumiyettir."

5. Âyet: **"Ve min şerri (kötülük) hâsidin izâ hased"**: (Ve hased ettiğinde hased edenin kötülüğünden).

Tefsiri:"Bu âyet-i celilede beden ve bilumum beden kuvveleri arasında çekişmeler irade buyrulmuştur. Ya da nefs ile beden arasındaki çekişmeye işaret edilmiştir. Öncelikle "ve min şerri'n-neffâsâti fi'l-ukad" âyet-i kerimesinde gıdalanma nedeniyle oluşan şerlere ve zararlara işaret buyrulup, âyette genel olarak hepsi irade edilmiştir. Burada Âdem (a.s.) ile İblis arasındaki hased dahi zikre şayan görülen maddelerdendir."

(ÖZET OLARAK: Bu surede ilâhî kazâya şirk-i keyfiyetin girmesi ve şirk olan ve bizzat maksut olmayıp, ikincil olarak ve arz ile kast olunmuş olduğu ve insani nefs için şer kaynağı hayvanî ve nebâtî kuvve ve bedenî alakalar bulunduğu açıklanmıştır. Bu kuvvetler nûranî nefs için her an tevlid ve bâl ve külâl eylemekte olursa, onlardan kaçınabilmek ne hoş haldir! Bunlardan ayrılıp olgunluk kazananların ruhâni lezzetleri mükemmeldir).

B. İBN SİNÂ FELSEFESİNDE ÂLEMİN KIDEMİ/EZELİLİĞİ SORUNU

İbn Sinâ'nın âlemin ezelîliğini savunduğu fikri özellikle İmam Ebu Hâmid el-Gazâlî (ö.505/1111)'den sonra çok tartışılmış bir konudur. Kelam açısından Tanrı'nın dışında hiçbir varlık ezelilik/kadimlik niteliğine sahip olamaz. Bu nedenle özellikle İmâm el-Ğzzâlî'nin Kelâmî açıdan İbn Sinâ ve diğer filozofları bu konuda eleştiren görüşlerinden sonra daha çok tartışılmıştır.

Gazzâlî'nin İbn Sînâ'yı ***Âlemin Kıdemi***ne kail olmakla suçlamasının aksine Fârâbî ve İbn Sînâ'nın Aristoteles'teki Âlemin Kıdemi problemine orta bir çözüm bularak madde mahluktur ve kadîmdir dedikleri ve yaratılışı (halk) aklî ve ruhânî bir durum olarak tasavvur etseler de Kur'an'daki gibi ispat ettikleri de ileri sürülür. İbn Sina'nın konu hakkındaki görüşleri incelendiğinde varlığın başlangıcı açısından bir öncelik sonralık ayırımına gitmiş olduğunu görürüz. Ona göre varlığın öncesi yokluktur. Fakat bu yokluk, yokluğun varlığı anlamında değil, varlığın yokluğu anlamındadır.

İbn Sînâ bu durumu şöyle açıklar: "Yokken sonradan meydana gelen için, içinde bulunmadığı bir önce vardır. Bu öncelik, önce ve sonra olanın birlikte varlığa geldikleri iki sayısından birin önceliği gibi değildir. Aksine onun önceliği, sonra ile beraber sabit olmayan öncenin önceliğidir. Bu gibi öncelikte, ortadan kalkan öncelikten sonra sonralığın yenilenmesi de bulunur. Bu öncelik yokluğun kendisi değildir ki; yokluk bazen sonra olabilir. Ve de bu öncelik failin kendisi de değildir; zira fail önce, birlikte ve sonra olabilir. Dolayısıyla bu öncelik kendisinde bitişiklik üzere yenilenme ve geçip gitmenin sürüp gittiği başka bir şeydir. Biliyorsun ki, ölçülerdeki hareketlerin paralelinde bulunan bu tür bir bitişiklik, bölünemeyenlerin bir araya gelmesinden oluşmaz." Yine İbn Sînâ'ya göre kâinâtın sonradan meydana gelmesi bir kapıyı açma esnasında el ile anahtarın çevrilmesi durumuna benzer. Anahtarın çevrilmesi elin onu çevirmesi ile beraberdir. Ancak anahtarın hareketi el ile beraber olsa da zatı bakımından sonradır. Çünkü anahtarın hareketi kendiliğinden değildir.

Bu açıklama, anahtarın hareketinin anahtarı çevirenin hareketiyle beraber olduğunu, ama çevrilme eyleminin çevrilenden değil de çevirenden dolayı kaynaklandığını göstermesi bakımından hareketin bir başlangıcı olduğunu ortaya koyar. Fakat mantıksal olarak bu defa da anahtarın varlığının yani anahtar gibi kabul edilen kâinâtın ya da kainatın formunun/aslının ezelden beri Tanrı ile var olup olmamasına tam olarak bir açıklık getirmez.

Aslında Fârâbî ve İbn Sînâ gibi filozofların âlemin kıdemine kail olmakla suçlanmalarına neden olan görüşün arka planında, Yeni Eflatunculuk kaynaklı sudûr nazariyesi" vardır. Bu nazariye İbn Sînâ tarafından İslâm Mütekellimlerinin yaratılış (halk) nazariyesine biraz daha yakınlaştırılarak yorumlanmışa benziyor.

İslâm Kelâmında âlemin yaratılışının bir başlangıcı olup, bundan öncesi yokluktur. Bu ilk yaratma, Tanrı'dan sudûr (çıkma) veya feyezân (taşma) ile değil, Tanrı'nın hür ve mutlak irâdesi ile yaratılarak gerçekleşmiştir.

İbn Sînâ, 'öncelik' ve 'sonralık' hakkında birçok anlamın bulunduğunu fakat bütün bunların eşit dereceli olarak (teşkik) bir şeyde birleştiğini ileri sürer. O "şey" de önce olmak bakımından önce, sonra da bulunmayan 'bir şeye' ve sonra da bulunan 'her şeye' de sahip bulunandır. Öncelik, bir tertibe sahip olan şeylerde bulunur. Mekânda önceliği olan belirli (mahdud) bir başlangıca daha yakın olandır.

Önce, kendinden sonrakinin kendisini izlemediği bir şekilde sonrakini izleyendir.

Zaman bakımından öncelik ise şimdiki ana veya başlangıç kabul edilen her hangi bir ana göredir. Dolayısıyla önce ve sonra "belirli bir başlangıca yakın olan her şey" anlamındadır.

İbn Sinâ açısından Zorunlu Varlık (Allah) ile alem arasında bir illet-malul ilişkisi vardır. Âlem suret ve maddeden oluşmuştur. Suret ve madde birlikte var olup, biri diğerinin illeti değildir. İkisi aynı anda birlikte vardırlar. Bunların illeti Zorunlu Varlıktır. Yalnız buradaki sorun illet malul arasındaki ilişkinin öncelik sonralık açısından mı, yokluk varlık açısından mı ele alınacağı hususudur.

İbn Sînâ, Allah'ı ilk cevher ve zorunlu varlık olarak kabul eder. Her şeyin O'ndan çıktığını; iyilik ve kötülüğün de O'ndan olduğunu, fakat O'nun sonsuz bir lütûf olduğunu, bundan dolayı da kötülüğün O'ndan değil de **şeylerden** geldiğini ileri sürer. Ona göre kötülük üç türlüdür:

1. Fizikî kötülük ki, bu durum olayların tam yetkinliğe ulaşamaması sonucu ortaya çıkar.

2. Psikolojik kötülük ki keder, elem şeklinde görünür.

3. Metafizik kötülük ki, ona da günah diyor. Ona göre kötülük zorunsuz âlemdedir, ferdlerde olup nevide değildir.

İbn Sînâ'ya göre cismâniyeti olan maddenin **sûret**i vardır. Bu sûret maddeden ayrı olamaz ve madde de ancak sûret bulunduğunda fiilen (bilfiil) kâim/var olabilir. Madde ve sûret arasında izafet/görelilik (mudaf) ilişkisi bulunduğundan; yani birinin neliği (mahiyetini) diğerine göre kıyaslanarak düşünülür. Halbuki durum böyle değildir, zira biz cismâniyeti olan birçok sûretler düşünürüz. Madde de istidadı olan bir cevherdir. Varlığı bakımından sûret de maddeden öncedir. Sûret ve madde arasındaki ilişki de neden-nedenli (illet-ma'lûl) ilişkisi gibi de değildir. Çünkü birinin ortadan kalkması diğerinin de ortadan kalkmasını gerektirmeyen ve bir arada bulunması zorunlu olandır. İkisinin ortadan kalkması üçüncü bir şeyin ortadan kalkmasıyla olur. Buna göre bu üçüncü şey, bu ikisinin (sûret ve madde beraber) illeti olmaktadır. Madde sûreti kabul eder. Hiçbir sûretin varlığının özelliğinde maddenin bir fiili yoktur. Madde sûretin illeti değildir. İbn Sînâ'ya göre madde kendinde bilkuvve, sûret sayesinde bilfiil mevcut olan şeydir. Sûret maddeden ayrılmasa da varlığını maddeden değil de kendisini maddeye veren illetten alır. İllet malul ile var olmaz; birisi diğeriyle var olan iki şeyden her biri diğerine varlık veremez.

Yukarıda değindiğimiz gibi aslında bu konunun İslâm düşüncesinde varlık yokluk, öncelik sonralık açısından da tartışıldığı bilinmektedir. Varlık, İbn Sinâ açısından da Kelam ilminde de yokluk kavramının açıklanmasıyla daha iyi anlaşılabilir.

İbn Sînâ açısından iki türlü yokluk vardır. Biri mutlak yokluk, diğeri göreli (nisbî) yokluktur. Birinci tür yokluk, varlık kavramı gibi tasarlanamayan, tasarlanması imkansız olandır. Bu yokluğun kendisi yoktur, sadece varlığa kıyaslanarak anlaşılabilir. Göreli yokluk ise var olması düşünülebilen, geçmişte ve gelecekte var olabilen, fakat halde bulunmayan demektir. Yani var olabilen/olabilecek olandır. Bu yokluk, olurlu olup, var olabildikten sonra ortaya çıkan bu varlığa da olurlu varlık (mümkün varlık) denir. Yokluk, Kelam ilminde de 'adem ve ma'dûm kelimeleriyle karşılık bulmuş ve çok tartışılmıştır. Özellikle Mu'tezile kelamında, "mutlak yokluk" değil, daha çok *"mümkün olan yoklar"* söz konusudur. Onlar "zat" (öz)ın var olmadan önce cevher (ayn) ve gerçek olduklarına ve fâilin onlara tesiri, onları zat yapmak değil, zatlara varlık vermek olduğuna inanmışlardır. Ayrıca bu zatların, şahıslariyle birbirinden ayrı olduklarına ve bu yokların her bir türünden sâbit olanın sonsuz sayıda olduğunda birleşmişlerdir...

Bunlar, yokla niteli zatların hepsinin zat olma bakımından eşit ve aralarındaki farkların (ihtilaf) niteliklerde olduklarında birleşmişlerdir. Daha sonra bu konuda da ihtilaf edip; çoğunluğu, cinslerin nitelikleriyle nitelenmiş oldukları görüşüne gittiler. Bundan maksadları da cevherin zatının, cevherlik niteliği -siyahlığın zatının siyahlık niteliği ile nitelenmesi gibi olduğunu ileri sürdüler. İbn Ayyâş, bu zatların, bütün niteliklerinden çıplak olduklarına inanmıştır. Zira, nitelikler ancak varlık anında bulunur. İslâm düşüncesi üzerinde ciddi çalışmaları bulunan Ali Sâmi en-Neşşâr, Mu'tezile'nin çoğunluğuna göre, yokluğun belirli olmadığı ve mümkün olan her vücuda girmeye müsait olduğu görüşündedir. O, Kur'an'ı bir yönüyle yorumlamaya çalışan Mu'tezile'nin, bu konuda kesinlikle Aristo veya Eflatun'un yolunda olmadığı kanaatindedir.

Kelâmcılar yokluğun varlığını değil, ilme konu olup-olmamasını tartışmışlar; mâdûmun ilme "konu" olmamasını muhâl olarak kabul etmişlerdir. Ehl-i Sünnet'in Mâtüridiyye kolundan Ebu'l-Muîn en-Nesefî (ö.508/1113)'ye göre Allah ezelde alîmdi ve bu ilim Allah'ın zâtının dışında mâdûma taalluk ediyordu. Mu'tezile'nin bu konu hakkındaki görüşleri ise şöyledir:

Varlıklar var olmadan önce sırf yokluk (*la şey'*) halindeydi. 'Şey' kelimesi 'dış âlemde var olan' için kullanılmaktadır. Bu görüşü Allâf (ö.h.226-235 arası), İbn Râvendî, Ebû'l-Huseyn el-Basrî (ö.366 h.),

Mürcie'den ve Eş'ârîlerden bazıları savunmuşlardır. Bir kısmı da, yokluğun olmadığı zaman bile 'şey'olarak adlandırılabileceğini ileri sürmüştür. Buna göre hâdis, cisim, araz, cevher gibi 'şey' dediğimiz kavramın içine neler giriyorsa, mâdûmun içine de onlar girer. Hayyât, mâdûmun var olmasından önce **cisim** olduğunu söyleyecek kadar ileri gitmiştir.

Yokluk konusundaki görüşlerinden dolayı Mu'tezile'nin dünyanın sonradan (hâdis) olduğu yönündeki görüşlerinde bir takım çelişkiler görülür. Mu'tezile'nin savunuculuğunu yapan ve bu konuda bir de eser yazmış olan Hayyât, Mu'tezileyi birçok konuda olduğu gibi bu konuda da eleştiren İbn Râvendî'ye karşı yazmış olduğu reddiyesi "Kitâb el-İntisâr" adlı eserinde Mu'tezile kelamcılarının görüşünü şöyle özetler: "Şüphesiz muvahhidlerin -bu konudaki- görüşü şudur: Allah vardı ve hiçbir şey yoktu. Bu doğru bir sözdür. Allah'ın ezelî olarak eşyayı bilen olması yanlış değildir. Çünkü **eşya oluş(lu)**dur. Mu'tezile şöyle demiştir:"Allah eşyayı ezelî olarak bilendir." (Mu'tezile bilginleri) eşyanın ezelî olarak O'nunla beraber var olduğunu ise iddia etmemişler, ancak şöyle demişlerdir: O, onları îcâd ve ihdas ettiği zaman var olan ve meydana gelen şeyleri ezelî olarak bilendir. Onun (İbn Râvendî'nin) "eşya var olmadan önce şeyler değildir" sözüne gelince;"eşya var olmadan önce mevcut şeyler değildir"i kasdediyorsa doğru bir sözdür. Ancak onlar, Sânileri (Allah) onları var ettiğinde meydana gelen şeylerdir. Şâyet mâlûm bir şey mevcut olunca, o mevcut olmadıkça kendisine güç yetirilen bir şey olmaz. Bu öyle olunca, fiil var olma halinde kendisine güç yetirilen olur. Var olması anından önce kendisine güç yetirilen değildir. Nitekim var olması anında mevcut olup, ondan önce mâlûm değildir" demişlerdir.

İbn Sînâ'nın iki türlü yokluk anlayışı Mu'tezile kelamcılarının yokluk anlayışlarına çok benzemektedir. Aslında yokluk da varlık gibi tam olarak tanımlanamaz. Çünkü bir şeyi tanımlayabilmek için, ondan daha açık kavramlara gereksinim vardır. Varlık da olduğu gibi yokluk için de böyle bir durum söz konusu olmadığından yokluğa göre kısmen biraz daha iyi bilinen varlık yardımıyla tanımlanmaya çalışılır. Bu nedenle, İbn Sînâ 'mutlak yokluktan olumlu (müsbet) bir şekilde söz edilemeyeceğini, ancak, olumsuz (selbi) bir şekilde söz edilecek olursa, zihinde ona bir çeşit varlık vermek gerektiğini' ifade eder. İşte bütün bu görüşler bağlamında İbn Sinâ "ezelî yaratma" diye adlandırılan bir nazariye geliştirmeye çalışmıştır.

"Ezelî yaratmayı iki şekilde anlamak mümkündür. Biri yaratmayı ezelî kabul etmek demek, yaratma yok demektir. Ezelî ve kadim demekten kaçmak için yaratma sözü ezelîye eklenmiştir. Fârâbî ve İbn Sînâ'nın bu durumda olduklarını ileri süren yok değildir. Biz bu kanaatte olmayanlarla beraberiz. Diğer anlam yaratmanın devamlı olduğunu kastetmiş olmalarıdır." "Ezelî sözü zaman anlatan ve zamanla ilgili bir sözdür. Bu sözü zaman bakımından anlamamız ezelî yaratmayı anlamamızda yardım edecektir."

Yaratmayı kabul eden İbn Sinâ, Kelamcılardan farklı olarak yaratmaya bir başlangıç verebilme konusunda güçlükle karşılaşır. Fakat yukarıda görüldüğü üzre bu ezelî yaratma nazariyesi kanaatimizce bu meseleyi çözümlemeye yetmemiştir.

Kelamcılar ise bu konuda çok nettir. Kelamcılar açısından varlıklar varlık alanına çıkmadan önce yokluk durumunda idiler. İbn Sinâ ise anladığımız kadarı ile varlığı sadece şehâdet alemine çıkmadan ya da belli formlara bürünmeden önce de bir tür varlık niteliğine sahip olarak görüyordu.

"Kelamcılar ile feylesoflarımız arasındaki anlaşmazlık Tanrı'nın niteliğini bir süre geciktirmeyi kabul edip etmemekte değildir. Her iki taraf da Tanrı'nın niteliğinin her zaman işler olduğunu kabul etmektedir. Ayrıldıkları nokta zamanın başlangıcındadır. Her iki taraf zamanın başından beri Tanrı'nın işler halde olduğunu kabul eder." Allah'ın, ilk varlığı o ana kadar değil de niçin o anda yaratmaya karar verdiği, varlığın başlangıcından sonra Allah açısından bir değişimin olup olmadığı hep zihinleri meşgul eder. Bu nedenle İbn Sînâ yaratmayı *ezelî bir durum* olarak tasarlamış görünmektedir.

Mutlak yokluk, varlık kavramı gibi tasarlanamadığından bu yokluğun kendisi yoktur, sadece varlığa kıyaslanarak anlaşılabilir. Göreli yokluk ise var olması düşünülebilen, kendisinde var olma kuvvesi bulunmamakla birlikte o anda bulunmayan demektir. Bu nedenle böyle bir yokluk, mümkün (olurlu) olup, var olabildikten sonra ortaya çıktığından bu varlığa da olurlu varlık (mümkün varlık) denir.30 İbn Sînâ açısından her sonradan meydana gelenin hali, varlığından önce mümkün varlık olmasıdır ve var olduktan sonra da 'varlığının imkanı' meydana gelmiş olmaktadır. Bu imkan da ona güç yetirenin ona güç yetiren olmasından başka bir şeydir. Yani sonradan meydana geleni, varlığının kuvvesi ve bir konu önceler.

İşte İbn Sînâ'nın birinci anlamdaki yokluğun üzerinden varlık geçemeyeceğini, yani sırf ya da tam bir yokluğun ezelde hüküm süremeyeceğini, bu nedenle ikinci tür yokluğun da var olabilme potansiyelinin ezelî olduğunun düşünülebileceğini ileri sürmesi, teolojik açıdan sanki onun âlemin kıdemini kabul etmiş olduğunun sanılmasına ya da anlaşılmasına sebep olmuştur. İşte o, bu görüşünü sudûr (çıkış) ve halk (yaratma) kelimelerinin her ikisini de kullanarak, fakat Yeni Eflatunculuktaki gibi ilk nedenden istem dışı taşan bir ilk varlıktan değil de, irâdî olarak var olmuş olan ve bu varlığın da bir yönüyle ezelîlik, diğer yönüyle hâdislik potansiyeline sahip olduğunu izaha çalışır görünmektedir. O, kelamcıların yaratılış nazariyesini kabul eder görünmekle beraber, felsefî açıdan beslendiği Aristo ve Yeni Eflatunculuk nazariyelerinden de vazgeçememektedir.

İbn Sînâ'da da Fârâbî'ye benzer bir sudûr teorisinin varlığını görüyoruz. Zira o da "bir'den bir çıkar" kuralını esas alarak, Allah'tan âlemin sudûrunu temellendirmeye çalışır. Bir olan Allah'tan öncelikle birinci akıl (akl-ı evvel) çıkar. Zira küllinin Ondan taşıp yayılmasına engel bir durum yoktur. Bu duruma rızası vardır. Fârâbî'de olduğu gibi İbn Sînâ da Allah'ın *ezelde kendi zatını düşünmesinden ezelî bir varlığın sudûr ettiğini ve bu ilk akılda* "çokluk" olduğunu ileri sürmüştür. "Bu akıl da Allah'ı düşündüğünde ondan ikinci bir akıl çıkar. Kendi varlığının zorunlu olduğunu düşündüğünde ise en uzak feleğin nefsi, kendini kendi özüne göre mümkün olduğunu düşündüğünde de bu feleğin cismi meydana gelir. İkinci akıldan, aynı prensiplere bağlı olarak üçüncü akıl, feleğin nefsi ve maddesi meydana çıkar. Bu durum faal akla kadar devam eder.33 Akılların son halkasını temsil eden bu akıl, nefislerin insani akılların, dört unsurun ve sûretlerin kendisinden doğduğu bir akıl konumundadır.

İbn Sînâ, tefsirini yaptığı Felak suresinde ve diğer çalışmalarında görüldüğü gibi "evren ve kozmoloji anlayışında Kur'ani kavramlardan bolca yararlanmıştır. Varlık mertebelerindeki dörtlü ayrımı (saf akıllar veya melekler âlemi, müteharrik akıllar âlemi, fiziki tabiat âlemi, cismani âlem), Kur'an'da yer alan ibda', ihdas, halk ve tekvin gibi dört farklı kavramı kullanarak açıklamıştır. Yine adı geçen risalede bir kısım sureleri tefsir ederken genel anlamda âlemi emir âlemi ve halk âlemi olmak üzere ikiye ayırmıştır. O bu konuda, "Dikkat edin halk ve emir O'na aittir" âyetine (Âraf 7/54) dayanır."35

Gazzâlî, filozofların bir kısım tabiî ve riyâzî bilimlerde başarılı olmalarına ve ulaştıkları sonuçların din açısından bir sıkıntıya sebep olmamasına rağmen, yukarıda izah edilen âlemin ezelîliği, sudûr vb. nazariyelerde görüldüğü gibi bu tür metafizik (ilâhiyyât) konularında ise çok yanıldıklarını, bu nedenle bu gibi konularda vahyî/dinî bilgilere güvenilmesi gerektiğini bildirerek onları çok ağır bir biçimde eleştirmiştir. O bu eleştirilerini de "Tehâfütü'l-Felâsife" adını verdiği bir eserinde toplamıştır. Gazzâli, bu eserini yazarken tam bir Kelâmcı gibi davranmıştır. Devrin yönetimi de zaten kendisini dinin temel esaslarını korumak ve savunmak üzere görevlendirmişti. Çünkü o dönemde Sünnîliği esas alan Abbâsî devleti ile bu devletin başında bulunan halifeyi, Şia ve özellikle İsmailîliğin Bâtınî-Felsefî görüşleri çok tehdit ve meşgul etmekte idi. Bu da Sünnî bir karakter taşıyan Abbâsî hilâfetini ve onun en büyük destekçisi ve koruyucusu sayılan Selçuklu yönetimini siyâsî ve dinî yönden çok rahatsız ediyordu. Bu nedenle İmâm Gazzâlî, özellikle bu eserinde İbn Sînâ'nın aralarında bulunduğu filozofları ilâhiyyât/metâfizik konulardaki görüşlerinden biri olan âlemin kıdemi ve sudûr görüşlerine karşı, yoktan yaratma (halk/yaratılış) düşüncesini savunmuştur. Esasında konu üzerinde derinliğine araştırma yapanlar İbn Sînâ'nın Aristo'daki âlemin kıdemi görüşünü savunmamış olduğunu, fakat Yeni Eflatunculuktan Fârâbî'ye ve İbn Sînâ'ya geçen sudûr nazariyesinin ise tamamıyla Yeni Eflatunculuk ile aynı olmadığını bildirirler.

Dolayısıyla İbn Sînâ, bu sudûr nazariyesini, İslâm akidesi olan halk (yaratılış) düşüncesiyle uzlaştırma çabası içinde, yeni bir felsefe açılımına gitmiştir diyebiliriz. Çünkü İbn Sînâ, Müslüman bir çevrede yaşamış ve Müslüman düşünürlerden ders almış biridir.

Günümüzde kâinâtın nasıl oluştuğuna dair bazı görüşler vardır. Bunlardan üçü yakın zamana kadar batıda tartışılmıştır.

Bunlar;

a) Sabit kâinât görüşü (Steady State),

b) Büyük patlama (Big Bang),

c) Çevrimsel zincirleme (Oscillating) =Devr-i Teselsül.

a) Bu görüşe göre kâinât her zaman vardır ve devamlı bir şekilde genişlemektedir. Evrende güneş sistemleri vardır. Bunlar birbirinden uzaklaştıkça yeni güneş sistemleri ortaya çıkmaktadır. Bu yeni sistemler **yoktan var edilen hidrojenden** oluşur. Bu böylece devam eder gider.

b) Büyük patlama görüşüne göre evren çok büyük bir patlama sonucunda ortaya çıkmıştır. Bu büyük patlama sonucunda ortaya çıkan parçalardan bugünkü güneş sistemleri meydana gelmiştir. Bunlar da sonsuza doğru birbirinden gittikçe uzaklaşmaktadır. Fakat güneş sistemleri arasında bir çekim kuvveti olduğundan, bazıları arasında uzaklaşma durmuş; bu çekim evrenin sonu olacak bir çarpışmaya doğru gitmektedir.

c) Bu görüşe göre de büyük patlamadan sonra bir birinden uzaklaşan parçalar tekrar bir araya gelir, yoğunlaşıp bir daha patlar. Bu süreç seksen milyar yılda bir yinelenerek devam eder. Son patlamanın üzerinden henüz on milyar yıl geçmiştir. Bu konuda araştırmalar devam etmekte ise de gelinen nokta Kur'an'ın "evrenin yaratılışı" konusundaki ayetlerine destek verici niteliktedir. "Newton'la beraber insanlık ilk defa detaylı ve sistematik bir kozmoloji bilgisine sahip oldu. Fakat evrenin oluşumunu bilimsel bir şekilde ortaya koyan bir kozmogoni (evren-doğum bilimi) hala mevcut değildi. Newton'dan sonra Kant (1724-1804), daha sonraysa Laplace (1749-1827), Newton'un kanunları çerçevesinde, mekanik yasalarla, gaz bulutlarından gezegenlerin oluşumunu tarif ettiler. Kant'ın ve Laplace'ın çalışmaları, bilimsel olarak ilk ciddi kozmogoni oluşturma çabası olarak nitelendirilebilir. Bu çalışmalarda yıldızların ve gezegenlerin yerçekimi etkisiyle gaz bulutlarından oluşması tarif ediliyordu, fakat daha öteye gidilemiyordu. Atom-altı parçacıklar, atom ve gaz bulutlarından yıldızların oluşumuna kadar tam detaylı bir şekilde bilimsel bir kozmoloji ve kozmogoni, ilk olarak Big Bang teorisi ile ortaya konacaktır. Ama bunun için yeni devlere ihtiyaç vardır. Einstein-Hubble-Lemaitre, Dünya'nın beklediği bu devlerdir."

Bu bigbang teorisi birçok yayın organında geniş yankı bulmuş ve üzerinde değerlendirmelerde bulunulmuştur. Astronom Edwin Hubble'nin 1929 yılında yaptığı gözlemler sonucunda evrenin devamlı genişlemekte olduğunun ispatlandığı dyurulmuş, Hubble'ın bu buluşunun teorinin büyük bir bilim kesimi tarafından da kabul görmesini sağladığı, teoriyi kabullenmek istemeyen ve genişleyen evren modeline uygun değişik teoriler oluşturmaya çalışan bir kaç bilim adamının ise ancak 1989 yılındaki "Big Bang" teorisinin kesin zaferine kadar dayanabildikleri ifade edilmiştir.

"Hesap yöntemlerinin hep farklı kriterlere dayanmasına karşın sonuçlar hep yaklaşık aralıklarda gerçekleşmektedir. Radyoaktif elementlerin sahip olduğu özelliklerin kullanılması görüldüğü gibi bu hesap yöntemlerinden birini oluşturmaktadır. Evrenin ezeli olup olmadığı tartışması artık yerini evrenin başlangıcının tam olarak ne zaman olduğu tartışmasına bırakmıştır."

Bilimin bu gün geldiği nokta yukarıda da değindiğimiz gibi evrenin bir başlangıcı olduğu şeklindeki dinî-kelâmî bakış açısını destekler mahiyettedir. Bu bağlamda Kuran-ı Kerim'de evrenin yaratıldığına dair birçok ayeti vardır. "Andolsun ki, Biz, gökleri, yeri ve aralarındakileri altı günde yarattık, Bize bir yorgunluk da dokunmadı" (Kaf, 38) ayeti bunlardan biridir. Ayrıca Kur'an sanki evrenin bir "gaz aşamasından" geçtiğini de ifade eder. Bu husus Fussilet suresi on birinci ayette "duhân" kelimesiyle ifade edilir. Bu ayet evrenin başlangıçta sadece hidrojen ve helyum gibi gazlardan oluşan bir "gaz bulutu halinde" olduğunu ifade eden son bilimsel verilerle de uyumluluk arz etmektedir. Fakat bu gazların da ne zaman ortaya çıktığı; bir başlangıcının olup olmadığı sorunu yine karşımıza çıkar.

Bu da bu tür tartışmaların teolojik açıdan henüz bitmediğini gösterir. Öyleyse diyebiliriz ki bilimin bu hususta geldiği son nokta Kur'an'ın yaratılış teorisine uygun düşmekte ise de ilk maddenin veya tözün nasıl oluştuğu ya da oluşmamış da ezelden beri var ise bu varlığın ezeliliğinin keyfiyeti sorunu teolojik açıdan hala cevap beklemektedir. İşte İbn Sinâ da kendi döneminde birçok İslâm düşünürünün çok ilerisine geçerek bu sorunu dinî-felsefî planda çözmeye çalışmıştır. Bize göre bilim, İbn Sinâ'nın çözmeye çalıştığı bu sorunun hâlâ gerisindedir.

C. GENEL DEĞERLENDİRME

İbn Sînâ yaratılış öncesi yokluğu karanlık, karanlığı zulmet, yokluğu yok eden varlığı ise nûr olarak nitelendirmektedir. O, bu nûrun kaynağının da varlığı zorunlu varlık olan (vâcibu'l-vücûd) Allah'a bağlamaktadır. Ona göre ilk yaratma bu bağlamda Yüce Allah'ın bir cevdeti, yani bağışıdır. İbn Sînâ Allah Tealanın varlıkların yaratanı olduğunu ve ilk yaratmaya karar verdiği (kazâ) esnadaki hükmünde de bir kötülük bulunmadığını; aksine bu kararın sırf bir iyilik olduğunu ileri sürer. Fakat ilk defa yaratılan varlıkların **kader** mertebesinde, yani varlığın cisim olarak bir **ölçü**ye sahip olmasının zorunlu sonucu olarak bir şer meydana geldiğini ifade ediyor. Bu kötülük ona göre **arızî**dir. Yani kötülüğün bizatihi bir varlığı bulunmamaktadır. İlk ortaya çıkan bu varlık, kendi bünyesinde böylesine bir ikiliği veya çokluğu da barındırması açısından yaratandan farklılaşma durumu söz konusudur. Bu da İbn Sînâ açısından varlığın **varlık olarak yaratılması**nın doğal bir sonucudur. Bir diğer husus; onun bu varlığı kadîm/ezelî görmeyip, yaratılmaya ilk karar verilen bir karakter taşıdığını ifade etmesidir. Oysa İslâm dünyasında genellikle İbn Sînâ'nın da içinde bulunduğu filozofların, âlemin kıdemi görüşünü savundukları kabul edilir.

İbn Sinâ açısından yaratma, Tanrı'nın bir hali ya da sıfatı durumundadır. Yani bu hal Tanrı'da sürekli olup, sonradan ortaya çıkmış bir durum değildir. Dolayısıyla bu yaratmaya bir başlangıç zamanı tesbit edilecek olursa, bu niteliğin daha önce kendisinde bulunmadığı gibi bir problemle karşılaşılır.

İbn Sinâ'nın Felak suresinin ilk ayetlerini tefsi ederken, ilk varlığın meydana gelişini Allah'ın **nûrunun yayılması** olarak, bu nûrun yayılmasının da Allah tarafından yokluğa yarılma bahşedilerek meydana geldiğini bildirmektedir. Bu görüş onun Aristo'daki gibi âlemin kadîm (ezellî) olduğu anlayışından biraz uzaklaşarak Kelâmcılar gibi olmasa da bir bakıma yine de âlemin yaratılışı anlayışına yaklaşmaya çalıştığını göstermektedir.

Bu hususta Prof.Dr. Hüseyin Atay şöyle der: "Fârâbî ve İbn Sînâ hakkında yazılan kitap ve makalelere göz atılacak olursa, hepsinin Fârâbî ve İbn Sînâ'ya göre, kâinâtın ezelî olduğu, uzun veya kısaca onlarda olan çıkış görüşünün açıklanması yapılır, pek ender kimse de çıkışın yaratma olduğunu açıklamadan bırakır. L.Strauss ve ona uyan E.L. Fackenheim ise Fârâbî'de zahiri (exoteric) ve batınî (Esotric) iki türlü mezhebin bulunduğunu ortaya atarlar. Bundan şunu demek isterler. Fârâbî'de iki türlü fikre rastlanmaktadır, İbn Sînâ'da da aynı fikre rastlamaktayız. Biri kâinâtın ezelî olduğu fikri, diğeri kâinâtın yaratılmış olduğu fikridir."İbn Sinâ'nın bu yaklaşımı Ehl-i Sünnet'in imanın şartlarından biri olarak kabul ettiği, "kadere; hayrın ve şerrin de Allah'tan olduğuna iman etmek" şeklindeki anlayışına da bir kapı aralanmış izlenimi vermektedir. Zira İbn Sînâ, şerrin yaratılışta asıl olmamakla birlikte, ilk defa yaratılan ya da sudûr eden varlıkta kader mertebesinde ve ikincil (arızî) olarak bulunduğunu ileri sürmekle, hem felsefî ve Mu'tezilî kader anlayışına, hem de Sünnî kader anlayışına kapı aralayan telifçi ve özgün sayılabilecek bir nazariye ileri sürmektedir.

Sünnî Kelamın öncülerinden Ebû Hanife (ö.150/767) itaat ve inkâr konusunda insanın özgürlüğünü kabul edip fayda ve zarar veya hayır ve şerr konusunda insanın mecbur olduğunu savunan birine karşı çıkarak "Yarattığı şeylerin şerrinden sabahın Rabbine sığınırım" ayetlerini delil getirir, Allah'ın hayır ve şerri veya diğer bir deyimle fayda ve zararı tabiatta yarattığını, insanı buna mecbur etmediğini savunur. Yani bu ayet Ebû Hanife'ye göre Allah'ın şerri yarattığını haber vermektedir. Oysa

Mu'tezile Kelam'nın kurucusu sayılan Vâsıl b. 'Atâ (ö.131/745)

Allah'a şer yahut zulüm isnad edilmeyeceğini söylemekteydi. Eğer şerri Allah yarattıysa insanları bundan dolayı sorumlu tutmak Vâsıl'a göre Allah'ın adaletiyle bağdaşmazdı. Vâsıl b. Ata, nasslarda bildirilen "hayır ve şerrin Allah'ın takdiri ile olmasını, "ölüm ve hayat" gibi kulların kudretleri dışındaki fiiller olarak Allah'a atfediyordu. Fakat bu külli düsturarın intibak ettiği cüz'ilerde, yani kulların kendi kudretleri ile kazandıkları hayır ve şerde ezelî takdir olduğunu kabul etmiyordu. Ebû Hanife bu konuda da şunları söylemektedir. "Allah eşyayı oluşundan önce, ezelde biliyordu. O, eşyayı takdir eden ve oluşturandır. Allah'ın dilemesi, ilmi, kazası, takdiri ve Levh-i Mahfuz'daki yazısı olmadan dünya ve ahirette hiçbir şey vaki olmaz. Ancak O' nun Levh-i Mahfuz'daki yazısı hüküm olarak (takdirî, cebrî, iradî) değil, tavsifidir... Allah yok olanı yokluğu halinde yok olarak bilir. Onu yarattığı zaman nasıl olacağını bilir. Var olanı varlığı halinde var olarak bilir, onun yokluğunun nasıl olacağını bilir. Allah ayakta duranın ayakta duruş halini, oturduğu zaman da oturuş halini bilir. Bütün bu durumlarda Allah'ın ilminde ne bir değişme, ne de sonradan olma bir şey hasıl olmaz. Değişme ve ihtilaf yaratılanlarda olur." Aslında bu her iki görüş dikkatle irdelenecek olursa İbn Sinâ bu görüşler arasında bir uzlaşma zemini sağlamaya çalışmış gibi görünmektedir.

İbn Sinâ açısından beşinci ayette insanoğluna ilk haset edenin İblis olduğuna ve her hasetçinin bu haset eyleminin kaynağının da İblis ve ona alet olan kimse olduğuna göndermede bulunulmakta ve bundan da Allah'a sığınma emrolunmaktadır. Yani buradan çıkan sonuç, şeytanın yaratılması bir kötülük değil, şeytanın insanla karşılaşması sonucunda arızî olarak bir kötülük durumu doğmaktadır. Yukarıda da ifade edildiği gibi İbn Sînâ, Allah'ı ilk cevher ve zorunlu varlık olarak kabul edip; her varlığın da O'ndan çıktığını kabul etmiştir. İyilik ve kötülüğün de ilk yaratmada asıl olmadığını, Bu ilk var etmenin tanrı'nın sonsuz bir lütfu olduğunu, bundan dolayı da kötülüğün tanrı'dan değil de *şeylerden* geldiğini söyler. Gerek fizikî kötülük, gerek psikolojik kötülük gerekse de metafizik kötülük zorunsuz âlemde kader mertebesindedir. "Ferdlerde olup nevide değildir."

İbn Sînâ, yaratılışı anlatırken sisteminde Dinî nasslarda sıkça geçen ve Kelam ilminde de çok kullanılan "halk", "hâlık" ve "mahlûk" kelimelerinin yanında, "sudûr", "icâd" ve "ihdâs" gibi felsefî kavramları da çok kullanmıştır. Fakat onun hareket noktasının daha çok **birden çoğa çıkış**, yani sudûr olduğu ileri sürülür. Burada en önemli ayırıcı husus onun Allah'a ilk sebep (illet-i ûlâ) ve zorunlu varlık (vâcibu'l-vücûd) demesine karşılık, Kelâmcıların hür yapıcı (fâil-i muhtar) anlayışıdır.47 Bu anlayış Kelâmcılarla filozofların Tanrı tasavvurları arasındaki en önemli farktır. Çünkü Kelâmcılar açısından Allah âlemi tamamen hür irâdesiyle yaratmış iken -isteseydi yaratmayabilirdi- filozoflar alemin "ilk neden" olan Allah açısından olmazsa olmaz bir biçimde gerçekleştiğini; yani bu var olmanın "zorunlu" olan bir durum olduğunu savunmuşlardır. Ama İbn Sînâ felsefesinde hem halk (yaratılış), hem sudûr, hem de inâyet48 anlayışı iç içe geçmiş gibidir. İşte konuya kelâmî bir bakış açısından yaklaşan Gazzâlî de bundan hareketle filozofları aynı kategoriye koyarak eleştirmiştir.

Yakın dönem din bilginlerinden Ömer Nasuhi Bilmen, İbn Sînâ hakkında şu bilgileri vermektedir: "İbn Sînâ gerek İslâm ilimlerine ve gerek Yunan felsefesine pek mükemmel vakıf bulunuyordu. Şöhreti bütün medeniyet âlemine şamildir.

Felsefi eserleri orta asırlarda garp darülfünûnlarında okunuyordu. Eserlerinin çeşitliği, iktidar-ı ilmisinin genişliği takdirlere şayandır. Yalnız tıp, riyaziyat, felsefe sahalarında değil, dini ilimler sahasında iktidarını bir takım eserleriyle ispat etmiştir. Ez cümle bazı sureler hakkında tefsirler yazarak kıymetli, hakimane mütalalar serdetmiş, bazı eserlerinde bir takım ahkam-ı şer'iyyenin hikmetini izaha çalışmıştır."

Seyyid Hüseyin Nasr da İbn Sînâ hakkında onun Fârâbî'nin din ve felsefeyi ya da iman ve aklı yaklaştırma, uzlaştırma konusundaki çabalarının devam ettiricisi olduğunu ifade eder. İbn Sînâ'nın yaratma ve ilk yaratılış düşüncesi üzerinde derinliğine bir araştırma yapıldığında, Ehl-i Sünnet bilginlerinin hayır ve şerri (kötülük) yaratma açısından Allah'a izafe etmeleri ile Mu'tezile düşünürlerinin önemli bir bölümünün şerri (kötülük) Allah'a izafe etmemeleri arasında bir yakınlaşma çabasının var olduğu görülür. Her şeyin yaratanının Allah olduğu düşüncesinden yola çıkan ve bunu nasslarla temellendiren Ehl-i Sünnet, evrende iyilik ve kötülük cinsinden "şey" kapsamına giren her şeyin yaratanının Allah olduğunu kabul etmekle, Dinin özüne uygun ve kendi içlerinde tutarlı bir akide geliştirmiştir. Mu'tezile ve filozofların, Allah'ın kötülüklerin kaynağı olamayacağı görüşünden yola çıkarak şerri (kötülük) doğrudan doğruya Allah'a izafe etmeksizin; bunun ilk yaratılıştan değil de, tâli/ikincil bir durum olarak eşyanın kendi tabiatında ortaya çıkan ***arızî bir hal*** olduğunu kabul etmeleri biçimindeki anlayışlarının da kanaatimizce dinin temeli/özü ile çelişen bir yanı bulunmamaktadır. Yoksa hiçbir Mu'tezile bilgini ve İslâm filozofunun mutlak anlamda kötülüklerin başka bir yaratanı ya da yaratanları vardır şeklinde anlaşılabilecek bir düşünce yapılanmasına sahip olabilecekleri gibi bir durum söz konusu değildir. Bir kısım konularda olduğu gibi bu konuda da ortaya çıkmış olan bu anlayış farkı, ilâhî adâlet ve insan sorumluluğunu temellendirme bağlamında, itikâdî ekollerin ya da bilginlerin bir kısım nasslara farklı yaklaşımlarından kaynaklanan bir yöntem sorunudur. Az önce değindiğimiz gibi, İslâm düşünce tarihinde hiçbir Müslüman düşünür veya mezhep mensubunun Allah'ın Birliği ve yaratıcılıktaki tekliği-eşsizliği noktasında aykırı bir düşünceyi savunmuş olması söz konusu olmamıştır. Biz, itikad noktasında büyük İslâm düşünürlerinin bütün bu söylemlerinin esasa ilişkin görünmekle birlikte, temel inanç ilkelerine aykırı olmayan, fakat usûl tekniği ve yorumla ilgili farklı ictihâdî söylemler olduğu kanaatindeyiz.

Evrenin oluşumuna dair son bilimsel görüşler, kâinâtın ezelî olup olmaması sorununa karşı, kâinâtın bir "başlangıcı" olduğu biçimindeki dinî-kelâmî anlayışa destek sağlayıcı yaklaşımlardır. Ama bu başlangıç öncesinde Tanrı'nın tek başınalığı veya aktivitesini teolojik açıdan çözmek büyük bir sorun olarak karşımıza çıkmaktadır. İşte İbn Sînâ her halde bu sorunu *ezelî yaratma* formülüyle çözmeye çalışmış görünüyor. Ancak bu sorunun bu şekilde açıklanması da yeni sorunlara neden olmaktadır. Zira ezelî yaratma formülü mantıksal açıdan düşünüldüğünde ya gerçek anlamda yoktan yaratmanın olmadığı, ya da yaratma var olmuşsa bunun ezelîlik kavramına ters düşeceği ortaya çıkacaktır. Aslında yaratmayı ezelî kabul etmek mantıksal açıdan çelişkili bir duruma da neden olur. Yani yaratma ezelîdir demek bir bakıma yaratma yok demektir. Bu nedenle İbn Sînâ'nın bu görüşü her zaman tartışmaya açık olmuştur. Belki de onun nazariyesine göre yaratma olgusu ezelden beri tekrarlanan bir durumdur. Yani buna göre Tanrı'nın yaratmadığı bir andan bahsedebilmemiz mümkün değildir. Böyle bir düşünce tarzı belki de Tanrı'nın sonsuz öncelerde ne yaptığı sorununa da biraz olsun bir açılım getirebilir.

YEDİNCİ BÖLÜM

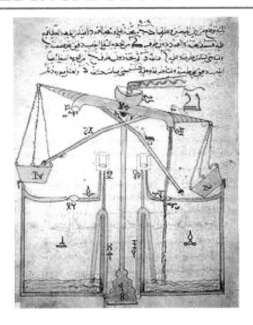

İSLAM METAFİZİĞİ VE İBN-İ SİNA

İslam Metafiziğine Kısa Bir Bakış:

Metafizik, Arapça felsefe literatüründe mâ ba'de't-tabiâ (tabiatın ötesinde üstünde olan), el-felsefetu'l-ûlâ (ilk felsefe), ilâhiyyât hatta hikmet isimleriyle adlandırılmıştır.(1) İslam filozoflarının metafizik ile ilgili görüşlerine Aristo'nun "Metafizik" kitabının önemli katkıları olmuştur. İslam filozofları kendi metafizik anlayışlarını geliştirirken Aristo'yu eleştirel olarak ele almışlar, kimi onun yörüngesinde kalarak, kimi de onun fikirlerini kökten eleştirerek bir İslam felsefesi geleneği geliştirmişlerdir. Yeni Platonculuğun Aristo kadar etkisi olmasa da yine de belirli noktalarda etkisinin olduğunu söyleyebiliriz.

El Kindî "ilk felsefe"yi tüm hakîkatin illeti olması bakımından ilk Hakkı ele alan bir ilim olduğunu ve bu anlamda bir şeyi bilmenin onun illetini bilmekle aynı olduğunu söyler. "Fi'l-Felsefeti'i-Ûlâ (İlk Felsefe Hakkında) adlı risalesinde madde ve harekete sahip olan varlıklarla, bunlara sahip olmayan gayri maddi varlıklar arasında bir zıtlık olduğunu söyler. Bu risalede "İlk İllet" denen kavram diğer tüm şeylerin illetidir. Bu illiyet bağını ise yaratma (ibdâ) ve sudûr (feyz) olarak tanımlar.

Farabi, metafiğizin "mevcûdatı" fiziğin bakış açısından farklı bir bakış açısıyla araştırdığını söyler. Ancak bu anlayış, Aristo'nun anlayışının yetersizliğine vurgu yaparak bu anlayışı geliştirmeyi amaçlar. El- Evvel, Farabi'de tüm varlıkların kaynağıdır. Tüm varlıklar ve evren, El-Evvel'den sudûr (akma veya taşma) ismiyle ifade edilen bir süreç yoluyla ortaya çıkarlar. Farabi'nin Aristo'ya yaptığı temel itiraz onun "şemasının" semâların varlığına değil hareketine işaret ettiğidir. Farabi'nin sudûr şeması ile Aristo'nunkinin birbirinden çok farklı olduğunu söylemekle yetinelim.

İbn Sinâ için metafizik ilminin anlamı diğer ilimlerle ilişkisinde ortaya çıkar. Ona göre metafizik bir ilim olarak kendi alanını düzenlemekle kalmaz; aynı zamanda diğer ilimlerin 'mevzularını" tespit eder. Yani metafizik, bir taraftan kendi mevzusu, ilkeleri ve yöntemi olan bir ilimken, diğer taraftan diğer ilimlerin ilke ve yöntemlerini tanzim etmesi açısından bir ilimdir.

İbn Sinâ'ya göre metafiziğin mevzusu Tanrı değildir. Çünkü onun çizdiği "mevzu" tanımı, kanıtlanması gerekmeyen veya doğruluğu herkes tarafından "a priori" kabul edilen şey anlamındadır. Ona göre Tanrı'nın varlığı herkes tarafından kabul edilmez. Öyleyse bir ilim olarak metafizik kurulacaksa mevzu olarak başka bir şey seçilmelidir. İbn Sina'ya göre metafiziğin mevzusu "varlık"tır.

İbn Sinâ'nın daha sonra sûfiler tarafından ele alınacak olan "varlık olmak bakımından varlık" araştırması bu açıdan önemlidir. Fiziksel bilimlerin konusu olan varlık yerine, "kendiliğinden varlık" anlamına gelen bu varlık tanımı sonraları Kant'ta da "kendinde şey" olarak ortaya çıkacaktır.

Ancak, İbn Sinâ, varlık anlamına gelecek terim olarak "vücûd" kelimesini değil de "mevcûd" kelimesini kullanır. Bu konuya Toshihiko Izutsu bazı eklemeler yapar. Izutsu'ya göre, İslam filozofları "vücûd" problemine Yunan felsefi geleneğinden hareketle yaklaştıkları için bu filozoflara göre vücûd ya da varolma fiili anlamına gelen "varlık" ancak "arızî ve izafî" manada bir varlığa işaret eder. Yani bu felsefecilerin temel sorunu, vücûddan çok mevcûttur. Yani varolma fiilinden çok varolan somut bir nesne ele alınmaktadır.

Izutsu, İbn Sinâ'nın "varlığın arızî ve izafî olduğu" tezini şöyle açıklar : Bu meşhur tezin İbn Sinâ'ya atfı, önce İbn Rüşd tarafından, daha sonra da Batı'da İbn Sinâ'yı anlama konusunda İbn Rüşd'ü takip eden Thomas Acquinas tarafından yapılmıştır. İbn Sinâ'nın görüşleri konusunda bugün bildiklerimiz ışığında söyleyebiliriz ki, onların anlayışı yanlış bir yorumdan ibarettir. Fakat İbn

Rüşd ve Thomas'ın İbn Sinâ'nın yaklaşımı konusundaki yanlış yorumları, sadece Doğu'da değil aynı zamanda Batı felsefesi tarihinde de çok önemli bir rol oynamıştır. İbn Sinâ "varlık"ın mâhiyetin bir arazı (yani niteliği) olduğunu ileri sürmüştür.

Izutsu, "İslam'da Metafizik Düşüncenin Temel Yapısı" adlı çok önemli makalesinde verdiği bir örnekle İbn Rüşd'ün yanlış anladığı varlık anlayışını detaylıca açıklar. İbn Sinâ'ya göre mesela "masa kahverengidir" önermesi ile "masa varlıktır" önermesi (masa vardır anlamında) karşılaştırıldığında günlük hayatta kullanacağımız ikinci önermede "varlık"ın masanın bir sıfatına işaret ettiğini görebiliriz. Yani yüklem bir sıfattır bu cümlelerde. Yani İbn Sinâ'nın, varlığın öz ya da cevherin bir arazı olduğundan söz etmesi ancak bu şekilde mümkündür. Yani varlığın araz olduğunu ifade etmek ancak gerçekliğin mantıksal ve gramatik düzleminde anlamlı hale gelmektedir. İbn Rüşd ile Thomas Acquinas ise bunu böyle anlamak yerine, yani gramatik ve mantıksal düzlemde anlamakla birlikte, nesnel olan dış dünyanın gerçekliğinin yapısının kendisinde de gerçekleştiğini düşünmüşlerdir. Onlara göre İbn Sinâ'nın "varlık" anlayışı, yüklemsel ve kategorik bir araz olmaklık bakımından anlamlıdır. Bu anlayışın getirdiği sonuç ise gerçekten biraz tuhaftır. Yani masanın kahverengi olmazdan önce var olması gerektiği gibi, varlık olmadan önce de varolmalıdır. Aslında, bu İbn Rüşd ve Thomas Acquinas'ın İbn Sinâ'ya yaptıkları eleştirinin de özünü oluşturmaktadır.

İşte, İbn Rüşd ve Thomas Acquinas'ın "yanlış anladıkları" İbn Sinâ'nın varlık anlayışı, sonraki zamanlarda özellikle sûfilerde yankı bulacaktır.

Bu görüşleri şimdilik erteleyerek İbn Sinâ'ya devam edelim. İbn Sinâ, zorunlu ve mümkün varlık diye iki kategori tanımlar. Zorunlu varlık, mümkün varlıkın varlık sebebi olarak öne çıkar İbn Sinâ'da. Tanrı, İbn Sinâ'da "Sırf Varlık" olarak adlandırılır.

İbn Sinâ, Tanrı'yı mutlak iyi olarak tanımlar. Varlığın iyi, kötülüğün ise yokluk anlamına geldiği bir varlık görüşünün doğal sonucudur bu aslında.

İbn Rüşd ise Aristo metafiziğine bağlı kalarak, İlk Muharrik (yani Tanrı'nın) varlığına dair tek ispatın, Aristo'nun "hareket" delili olduğunu, İbn

Sinâ'nın sadece hareketi değil semavi cisimlerin varlığını da gayri maddi akıllardan çıkarma teşebbüsünün reddedilmesi gerektiğini ifade eder. (yukarıda belirttiğimiz Izutsu'nun yanlış anlaşıldığını iddia ettiği bir İbn Sinâ yorumuna itiraz olarak!) Farabi ve İbn Sinâ'da olduğu gibi İbn Rüşd'e göre de İlk Muharrik ile doğal alem arasında semavi cisimler adı verilen aracılar vardır. İlk Muharrik'e "benzeme" arzuları tarafından harekete geçirilirler. (bu konu tasavvufta bir başka şekilde ele alınacaktır)

İbn Rüşd, İbn Sinâ'nın aksine sudûr nazariyesini reddeder. Ona göre sudûr'un kabul edilmesi, başka bir şeyden kaynaklanan bir şeyde "bilkuvveliğin" kabul edilmesi anlamına gelir. O ayrıca ilk semanın muharrikinden farklı ve onun üstünde bir El-Evvel varlığını reddeder. Kimi yorumculara göre, İbn Rüşd'ün İbn Sinâ'nın sudûr nazariyesini ve vacib ve mümkün varlıklar ayrımını reddetmesinin sebebi, Aristo'cu olması değil, âlemin kıdemi ve hareketin önceliği kaideleri sebebiyledir. Kısaca İbn Rüşd'de ezeli bir Tanrı ve Ezeli bir alem ilişkisinin zorunlu ilişkisi ezeli harekettir.

İslam düşüncesinde filozoflara karşıt olarak ve genelde onlarla tartışmalar içinde olan bir kelâm ekolü vardır. Kelâm ilmi, basitçe tanımlarsak inanç esaslarının aklî yöntemlerle açıklanması amacını güder. Aslında, yöntemleri ve ilgilendikleri konular açısından İslam felsefesi ile kelâm iç içe geçmiştir.

Tanrı tasavvuru, Tanrı- alem ilişkisi konusu İslam düşüncesinde felsefecilerle kelâmcılar arasındaki tartışmalar birçok itikâdi mezhebin doğmasına yol açmıştır.

Mu'tezile, akılcı kelâm sistemi olarak bilinir. Temel olarak akla verdiği aşırı önemle bilinir. Temel fikirleri olarak Adalet ve Tevhid sayılabilir (aslında burada detaylarına giremeyeceğimiz 5 umdesi vardır). Tevhid prensibi Allah'ın zatının sıfatlarıyla aynı olduğunu iddia eden bir prensiptir. Bu prensip başta Eşarilikten olmak üzere bir sürü tepki almıştır. En önemli eleştiri, bu prensibin, Allah'ı muhtevadan soyutlayarak O'nu dini şuur için yetersiz hâle getirmesidir (Fazlurrahman). Adalet prensibi ise Allah'ın mutlak kudretini sınırlandırdığı gerekçesiyle eleştirilmiştir.

Kelâmcılar genel olarak kâinatla devamlı ilişki içinde olan bir Ulûhiyyet anlayışını savunmuşlardır. Eşarilikte, bu mutlak kudret ve irade sahibi kadir-i mutlak bir Allah anlayışına zemin hazırlarken, Mu'tezile için "kadir-i mutlak" bir Allah anlayışı, Allah'ın adaletine darbe vuracak bir anlayıştır.

Mu'tezilîler "Kul, kendi işini kendi yaratır. Böylece o hükümlere muhatap ve mükellef olur. Kulda bulunan, kendi işlerini yapacak gücü, Allah tarafından yaratılmış ve kula verilmiştir." derler Fiilerimizde irade hürriyetine sahip olduğumuz ve fiillerimiz üzerinde kudret sahibi olduğumuz hususu Mu'tezilîlerin adalete olan bağlılıkları ile ilgilidir.

Eş'ariler ise fiillerde tevhid inancından yola çıkarak, vücûdda(varlıkta) Allah'tan başka bir yaratıcı olmadığını söylerler. "İnsanlar ve onlardan ortaya çıkan eylemler, Allah'ın yarattıklarıdır, bu yüzden insanların kendi fiilleri üzerinde kudretleri yoktur." Kısaca Eş'ariliğin kader inancı için "kulda görülen işleri, Allah yaratar. Kul, sadece cüz'i iradesiyle o işi kesbeder. Kul; "kesb"i sebebiyle mükellef olur. Sevaba erer veya cezalandırılır" denebilir. Bu anlamda Eş'ariliğin, tevhid inancını korumak adına Cebriyye'ye yaklaştığını söyleyebiliriz. Ancak tam anlamıyla bir Cebrî düşüncede de olmadığını söyleyebiliriz.

Ancak kader konusunda İslam dünyasında da Sünnilikte de görüşler bunlardan ibaret değildir. İmamiye Şîası ve Sünnî ekol içinde Matürîdilik bu anlamda Mu'tezile ile Eş'ari arasında bir orta yol çizer.

"Matürîdîler ise bu mevzuda, Allah'ın, bütün varlıkları yarattığını, kâinatta mevcut olan herşeyin, Allah'ın mahluku olduğunu, Allah'ın hiçbir ortağı bulunmadığını, yaratmayı O'ndan başkasına nisbet etmenin, O'na ortak koşmak olduğunu, bunun ise hiçbir zaman kabul edilemeyeceğini ve akla sığmayacağını beyan etmişlerdir. Allah'ın hikmeti ancak kulun, cüzî iradesiyle yapacağı hayırlı şeylerin sevap olacağını, yine cüzi iradesiyle yapacağı kötü işlerin günah olacağını gerektirmektedir. Allah'ın hikmeti yanında, adaleti de bu

durumu gerektirmektedir. Böylece, Allah'ın, 'Sizi de, yaptıklarınızı da, yaratan Allahtır.' kelamı mucibince kulların işlerinin Allah tarafından yaratılmış olduğu ortaya çıkmaktadır. Eş'ari'ye göre kesb (kazanma), Allah tarafından yaratılan işle, kulun ihtiyarının (seçmesinin) birleşmesidir. Fakat kulun bu kesbde hiçbir etkisi yoktur. Matüridi'ye göre kesb (kazanma), Allah Teala'nın kula verdiği bir güçle yapılır. Matüridi'ye göre kul, Allah'ın onda yarattığı bir güçle herhangi bir işi yapabilir veya yapmayabilir. Kul hürdür, bir işi yapmada seçme yeteneğine sahiptir."

Kelâmcılara göre, filozoflar Tanrı ile "oluş ve bozuluş" alemi arasındaki ilişkiyi kesmiştir. Çünkü Tanrı'yı hareketten korumak maksadını güderler. Kelâm alimleri, Allah ile kâinat arasındaki ilişkiyi ilâhî isim ve sıfatlar yoluyla kurar.

Tanrı'nın sıfatlarının hangisinin öne çıkarılacağı sorunu bu aşamada önem kazanmaktadır. İslam filozoflarına göre Tanrı'nın bilgisini ve hikmetini öne çıkaran tasavvur önemlidir. Tanrı, alemi bir gaye için ve belirli bir nizama göre yaratmıştır. Bu düşünce "nedensellik" diye adlandırılır. Ancak bu düşüncenin Allah'ın fiilerinin de bir şekilde sınırlandırılması olduğunu düşünebiliriz. Kelamcılar filozofların bu görüşlerine karşıt olarak Tanrı'nın kudret ve iradesini öne çıkarır. Hiçbir şey – kendisinin koyduğu nedensellik bile – Tanrı'nın kudretine sınır koyamaz (bir anlamda Mu'tezile ile Eşari arasındaki tartışma burada felsefeciler ile kelamcılar arasındaki bir tartışma olarak da yansıyor) Mu'tezîle'nin ve filozofların Tanrı'nın kudretine sınır getiren görüşlerine, Eşarî kelamcıları ile birlikte bir takım sûfiler de karşı çıkmıştır.

Bu anlamda Eşarîlik, mutlak kudret sahibi Tanrı anlayışıyla İslam filozoflarının determinist alem anlayışlarını reddetmiş ve bunun yerine Allah'ın kudretiyle çelişmeyen "âdet" teorisini yerleştirmişlerdir. Buna göre belirli bir olayın ardı ardına gelişmesi Allah'ın bu olayları ardı ardına yaratması, yani âdet ile ilgiliydi. Gazali bu anlamda nedenselliğin en büyük eleştirmenlerindendir.

Kısaca Allah ile âlem arasındaki ilişkiyi ele almamız, sonrasında tasavvuf ile İbn Arabî'nin görüşlerini ele alırken bize yardımcı olacaktır. Allah, Kur'an-ı Kerîm'de , kendisini hep belirli fiil ve isimlerle anar. O, Rahman'dır, Rahim'dir, Vedûd'dur, Kâdir'dir, Gafûr'dur vesaire. Yani Allah kullarına kendisini açarken, onların anlayabileceği fiil ve isimler kullanır. İşte bu kelamcıların, filozofların ve mutasavvıfların üzerine çok fazla düşündüğü bir alandır. Allah ile insan ve âlem arasındaki ilişkiyi bu isimler ve filer üzerinden anlamamız gerekir bir anlamda. Bu noktada sûfilerin tezlerini ele almadan önce tasavvufta, en çok tekrar edilen hadisten bahsetmek gerek.

"Allah, Âdem'i kendi sûretinde yarattı" veya "Allah, Âdem'i Rahman sûretinde yarattı" (Eski Ahit'te de Allah'ın insanı kendi sûretinde yarattığı ile ilgili bir ifade yer alır. Tekvin 1:26) şeklinde ifade edilen hadis (Buhari ve Müslim'de geçer) sûfilerin Tanrı tasavvurunda önemli bir anlam ifade eder. Kelamcılar bu hadisi farklı tevil ederken, sûfiler ise başka şekilde yorumlarlar. Kelâmcılara göre "muhalefetün li'i-havadis" sıfatı, Allah ile yaratılmışların arasını kesin bir şekilde ayırır.

İbn Sînâ'ya Göre Nefsin Bedenden Ayrılışı Sonrası Durumu

İbn Sînâ'nın insana ait nefsin bedenden ayrılışı sonrası durumuyla ilgili fikirleri de bir ta kım itirazlara sebep olmuştur. Ancak İbn Sînâ, meseleyle ilgili fikirlerini ortaya koyarken ihtiyatlı ifadeler kullanmaya özen göstermiştir. Düşünürümüz, bizim bu konudaki bilgilerimizin bir kısmının dinden aktarılanlar yoluyla bilinebileceğini, bir kısmının ise, akıl ve burhanî kıyas yoluyla bilinebileceğini ifade etmektedir. Bu konuda dinin getirdikleri-nin kanıtlanmasının ancak dininve peygamberin haberini doğrulamakla mümkün olacağını belirtir.

Buradan da anlaşılacağı üzere, İbn Sînâ, kendisinin ifade ettiği görüşlerin konunun akıl ve burhanî kıyasa dayalı olarak açıklanabilecek bölümünü kapsadığını savunur. İbn Sînâ bir Meşşâî düşünür olarak Fârâbî'nin aksine, bedenin bozuluşuyla, insana ait tüm nefislerin bozulmayacağını savunur. Varlığı noktasında bedenine muhtaç olmayan nefsin bedenden ayrılışı sonrası durumunda en etkinunsur ise, sahip olduğu beden ile ilişkisidir. Zira nefsin bedenden ayrıldıktansonraki durumunu nefsin maddi âlemde bedeniyle kurduğu ilişki belirlemektedir. Nâtık nefsi bir cevher olarak ifade eden İbn Sînâ'ya göre, nefsi meşguleden bedendir. Bedenin nefse verdiği bu meşguliyet, nefsin kendi durumunuanlamasını engeller. Ancak bedene duyduğu ilginin neticesinde yetkinliğin elde edilememesinden kaynaklanan üzüntü gölgelenir. Bu, nefsin bedene meyletmesinden kaynaklanır. Nefis, bedene ne kadar bitişikse yetkinliğinden de o kadar uzak kabul edilir, nefis bedenden ne kadar uzak ise bu durumda yetkinliğine bir o kadar yakın kabul edilir.

İbn Sînâ'ya göre nefsin yetkinliğini elde etme noktasında bedenine ait ilgilerinden kurtulmasının yolu ise kişinin aklî yetilerini eksiksiz kullanmasıylaalakalıdır. Zira filozofumuz, kişinin düşünme gücünü kullandıkça basiretinin artacağını ve bunun da kişinin nefsinin mutluluğa olan istidadını arttıracağın belirtir. Yani kişinin maddi âleme olan ilgisinin azalması, akıl âlemine olan ilgisinin artmasıyla alakalıdır. Bu ilişki arttığında ise, maddi âleme olan ilgi ve alakası azalacaktır. İşte aklî olana yönelim neticesinde, nâtık nefis yetkinleşeceğiiçin her şeyin sûreti ve iyilikler kendisinde belirecek, mutlak iyi ve mutlak güzellik nefis tarafından keşfedilecektir.

Bu ifadelerden de anlaşılacağı üzere, nefsin mutlak iyi ve mutlak güzeli görmesini engelleyen şey, nefsin bedenine ait istekleridir. Zira kişi bu maddiâlemdeki hazlara dalmışken aklî hazların farkına varması zordur. Nefsin bedene olan ilgisi, ona gerçek aşkını unutturmakta ve nefsi bedenine hapsetmektedir. Bu nedenle nefis, kendisinde bulunan aklî cevherinden yüz çevirip maddiâleme yöneldiğinde kendisinde var olan bu üstün nitelikler yok olur.

İbn Sînâ'ya göre beden, nefsin cevherine zıttır, bu nedenle de beden nefsin kendisine eza verir. Nefsin bedenin kendisinde ortaya çıkardığı bu durumun farkınavarmaması ise, onun beden ve bedenin ilgilerine teslim olmasından kaynaklanır. Buradaki problem ise, nefsin arınması ve kendisine özgü olan mutluluğu elde etmesiyle ortadan kalkar.

Görüldüğü üzere, nefis bedenine ait bir takım istekleri nedeniyle maddeyekarşı arzuludur. Bu arzu, onun bir takım aklî hazları elde etmesini ve aklî olana yönelmesini engeller. Bu engelleme neticesinde maddeye meftun olan nefis bedenin fesadıyla birlikte büyük bir sıkıntıya düşer. Zira bedeni de bozulduğuiçin artık onun bu maddi hazları elde etme imkânı da kalmamıştır.

Nefsin tüm bu durumlardan kurtulması için yapması gerekeni, bedendenuzaklaşma ve yetkinliğine ulaşma süreci olarak ifade eden İbn Sînâ, akledilirsûretlerin konusu olarak ifade ettiği nâtık nefsin faal akılla "ittisâl"i durumunda bedenine ait yetilerini kaybetmesinin onun için herhangi bir eksiklik oluşturmayacağını, çünkü nefsin makulleri bedenine ait yetileriyle değil de zatıylaaklettiğini belirtir. Bu nedenle nefsin bedeninden ayrılması nefsin cevherine zarar vermez kişi, bu dünyada bedenî ilgilerinden uzaklaşmalı ve nefsinin yetkinliğine odaklanmalıdır. İbn Sînâ kişinin burada yaptığı eylemlerinin ahiret mutluluğuna matuf olduğunu ifade etmektedir. Düşünürümüz, ahirette mutluluğun ise, ilimde yetkinleşmek suretiyle kazanılabileceğini, mutsuzluğun temel nedeninin ise, cehalet olduğunu savunur.

Nâtık nefis, yetkinliğini elde etmesi durumunda gayri cismani bir cevherolarak mutluluğuna ulaşmaktadır. Ancak yetkinliklerini elde etme amacındanuzaklaşıp, bütünüyle bedenine ait ilgilerine yönelen bir takım nefisler de vardır. Bunun neticesi olarak, yetkinliğini elde edemeyen nefisler ortaya çıkar. Hiçbir şekilde yetkinliğini kazanamayan nefislere, İbn Sînâ, "ahmak/cahil nefisler" ifadesini kullanmaktadır. Bunlar, bedenlerinden ayrıldıklarında bir rahata kavuşurlar, ancak yetkinleşememeleri nedeniyle bedene ait şeylere şiddetli bir arzu beslerler. Bu da onların yetkinliklerini elde edemeden bedenlerinden ayrılmaları nedeniyle kendilerinde ızdıraba sebep olur. Ayrıca, hem nefsini arındırmış olup hem de cismânî hazları elde edeceğineinanmış kişilerin de olabileceğini ifade eden İbn Sînâ, bunların bedene ait bazıdurumların ahirette gerçekleşeceğine inandıklarını belirtir. Bunlar kendilerindene yetkinliklerini elde etmişler, ne de azabı gerektirecek bir durumu hak etmiş-lerdir. Tüm arzuları kendilerinde yerleşmiş olan inançları nedeniyle aşağı doğru yani maddî âleme yönelmiş ve cisimlere çekilmiştir.

Bu durumdaki nefislerin durumu ne olacaktır? Zira bunlar, nefislerini gerçek yetkinliğe hazırlamadıkları için buna ulaşamazlar. Ancak bunlar İbn Sînâtarafından ahmak olarak ifade edilen nefisler gibi de değildirler. İbni sina bunlar için nefislere "tahayyül etme imkanı veren göksel cisimlerin bu nefisle için söylenmiş kabir halleri, diriliş, uhrevi iyilikler gibi birçok şeyi müşahede etmelerine imkan vereceğini belirtmektedir. Aynı durumdaki bayağı nefisleriçin de bu geçerlidir. Bunlar da kendileri için tasvir edilmiş olan şeye göre, azabı müşahede ederler Burada ifade edilen mutluluk ve mutsuzluk bayağı nefislere nispetle mutluluk ve mutsuzluk olarak ifade etmektedir. Gerçek mutluluk ise, ancak ve ancak gerçek kemale erişenler için söz konusu olan bir şey olarak ifade edilir.

İbn Sînâ tarafından burada yapılan yoruma göre, kişi ruhen de olsa maddi haz ve elemleri tecrübe etme olasılığına da sahip olabilmektedir. Ancak bizlerinşu an yaşadığı dünya hayatının da bu anlamda bir tecrübe olmadığını kim iddia edebilir? Zira insanlar rüyada da maddi elem ve hazları tecrübe edebilmektedir. Burada İbn Sînâ iki uçlu bir yaklaşımla dinin getirdiği kabulleri yok saymaksızın kendi felsefi duruşunu temellendirmeye çalışmaktadır. Esasında İbnSînâ, nefsin bedenden ayrılışı sonrası maddî haz ya da elem tasvirlerini temsili bir anlatım olarak yorumlar.

Bu tarz bir yaklaşımla İbn Sînâ, din tarafındanifade edilen meâd anlayışıyla muarız bir duruma da düşmemektedir. İbn Sînâ, nefsin, madde ve sûret şeklinde bir terkip oluşturmaması nedeniyle maddeden ayrıldıktan sonra varlığını devam ettirdiğini, ancak bunun bir başka bedene geçmek şeklinde olmadığını ifade eder. İbn Sînâ tenasüh düşüncesini açıkça reddeder. Her nefsin tek bir bedenle ilişkisinin olduğunu ifade eder. İbn Sînâ, tenasüh nazariyesini savunanların aksine, nefislerin bedenden bedene intikalinin de söz konusu olmadığını belirtirler. Nefis ve beden arasındaki ilişkinin nefsin bedenden istifade etmesi şeklinde olduğu belirtilir.

Tenasüh düşüncesine itibar etmeyen İbn Sînâ'nın nefsin bedenden önceyaratılmadığı ve her bedenin kendisine ait bir nefsi olduğunu ifade etmesi bukonudaki fikirlerini yansıtır. Zira filozofumuza göre, bu durumda ya nefisleriçin çokluktan bahsedilir veyahut da tüm nefislerin bir olduğu kabul edilmişolur. Bu durum her bir bedende iki tane nefsin ortaya çıkmasına neden olur. Zira bedenle birlikte var olan bir nefis vardır, bir de tenasüh ettiği düşünülennefis vardır. Ayrıca nefislerin tümünü tek bir nefis olarak ifade ettiğimizde ise, Zeyd ya da Ömer arasında her hangi bir fark kalmayacaktır. Bu iki durum da bn Sînâ'ya göre çelişiktir. O, bu iki duruma da karşı çıkar. İbn Sînâ'nın buradaifade ettiği geçerli olan yol ise her nefsin bedeniyle birlikte ortaya çıkmasıdır, bu da bedenin mizacının ortaya çıkmasıyla gerçekleşen bir şeydir.

Burada şunu vurgulamamız gerekmektedir. İbn Sînâ'ya göre her bedenin bir nefsi vardır. Bu nefislerin de müstakil birer varlıkları vardır.

Ancak buradakarşımıza bir sorun çıkıyor. Bedenin var oluşuyla ortaya çıkan nefis beden bozulup yok olduktan sonra bedenle birlikte bozulmuyor. Bu da bir takım itirazlara sebep olmuştur. İbn Sînâ'nın bu konudaki yaklaşımlarında daha öncedeifade ettiğimiz üzere, nefsin bir cevher olarak ifade edilmesi belirleyicidir. Nefsin bedenden ayrılışı sonarsı durumunu temelde Fârâbî'ye yakın bir şekilde ele alan ibni sina bazı noktalarda ondan ayrılmaktadır.

Görüldüğü üzere İbn Sînâ insanın mutsuzluğunu onun bilgisizliğine bağlamaktadır. Zira nefsinin yetkinliklerini bilmeyen ve bunlara ulaşamayan nefisler beden ve bedene ait şeylerin kaybolmasıyla büyük sıkıntı yaşarlar, Bir taraftan bunların tekrar bedene ait hazları elde etmesinin imkânı ortadan kalkmış, diğer taraftan da gerçek mutluluğu elde edememişlerdir.

İbn Sînâ akleden insani nefsin, kuvveleri ve yetkinlikleri olan bir cevherolduğunu ifade eder. İnsanı insan yapan onun maddesi değildir, bilakis onunformudur. Bu nedenle de o, nefsin kurtuluşunun aklî olana yönelmekle mümkün olacagını ifade etmektedir. İbni sinaya göre

göre ölümden sonra elde edile cek gerçek mutluluk nefsin aklî hazları elde etmesidir.

Fârâbî ve İbn Sînâ'nın insan nefsinin bedenden ayrılışı sonrası durumuylailgili olarak yaptıkları tüm açıklamalar, nâtık nefsin akıl âlemine ait bir cevherolarak nitelenmesine dayanır.

Düşünürlerimize göre nefsin maddi âlemle olanirtibatı ve ona olan yakınlığı sorun olarak görülmektedir. Bu nedenle de nefsinyetkinliğine ulaşması mevzusu ortaya çıkmaktadır. Nefis, akıl âlemine yaklaş-tıkça yetkinliğini elde etmekte, ondan uzaklaşıp maddi âleme yaklaştıkça ise, yetkinliğinden uzaklaşmaktadır. Yetkinliğini elde eden nefisler, bedenlerinden ayrıldıktan sonra, ebedi mutluluklarını elde etmişler ve akıl âleminin hazlarına ulaşmışlardır. Bu konuda iki filozof da hemfikirdir. Ancak Fârâbî ve İbn Sînâ'nın yetkinliğini elde edemeyen nefislerin durumlarıyla ilgili görüşleri farklılık arz etmektedir. Özellikle, Fârâbî tarafından cahil şehir halkı ile ilgili olarak ifade edilen yok oluş esasında çok önemlidir. Burada cevher olarak tanımlanan nâtık nefsin yokolması bir sorun olarak karşımıza çıkmaktadır. Esasında din, her kişinin hesabaçekilip bunların hepsinin karşılıklarını bulacağını ifade etmektedir. Ancak Fârâbî, yetkinliğinden tamamen uzak olan insan nefisleri için karşılık olarakyok oluşu en kötü ceza olarak kabul etmektedir.

Kanaatimize göre Fârâbî cevher olma niteliğini, bireysel nefsin aklı kullanma yeteneğiyle kazanılan bir şey olarak görmektedir. Yani her nefis cevher olarak kabul edilmemekte, aklî melekelerini kullanıp yetkinliğini elde eden nefisler cevher olarak nitelenmektedir. Ancak bu filozofumuzun cevher ve nâtıknefis ile ilgili yaptığı açıklamalarla uyuşmamaktadır.

İbn Sînâ'nın insan nefsinin bedeninden ayrılışı sonrası durumuyla ilgiliolarak söyledikleri, Fârâbî'ye göre, kendi sistemi içinde bize göre, daha uyumlu görünmektedir. Zira İbn Sînâ, her bir bedenin kendine ait nefsi olduğunu ve bunefsin bedenin yok oluşu sonrası varlığını devam ettirdiğini ifade etmektedir. Bu ifadeleriyle, İbn Sînâ, nefsi bir cevher olarak nitelemekte ve bunun gereğiolarak da cevher yok olmamaktadır. Ayrıca her nefsin bedenden ayrılışı sonrası bireysel varlığı korunmaktadır. İbn Sînâ'nın bedenin varlığıyla birlikte nefis verildiği, beden yok olduktan sonra ise, yalnızca nefsin varlığının devam ettiğinedair ifadeleri ise, bir takım eleştirilere konu olmuştur.

İbn Sînâ'ya din tarafından vaz' edilen cismani haşr hakkındaki nasslaraters düşmemek adına ikili bir söylemle meseleyi değerlendirdiği eleştirileri yöneltilmiştir. O, konuyla ilgili olarak dinin getirdiklerinin tasdik edileceğininkendisinin ise, konunun burhanî olan tarafını inceleyeceğini belirtir ve bir şekilde temsili olarak da olsa maddi haz ve elemlerin de hissedilebileceğini kabul etmektedir. Ancak bunun cismani olarak değil de göksel nefisler vasıtasıyla tahayyül gücü sayesinde olacağını belirtir.

Fârâbî ve İbn Sînâ'da nâtık nefsin bireysel varlığını koruduğu ifade edilebi lir. Ancak Fârâbî tarafından ka-bul edilen görüşe göre bir takım nâtık nefislerinyok olması mümkün olduğu için, bu İbn Sînâ'da olduğu gibi tüm nefislerinkendi varlıklarını korumasıyla aynı kabul edilemez. Bedenen dirilme noktasında da Fârâbî ve İbn Sînâ arasında fark görüyoruz. Zira iki filozofumuz da cismânî bir dirilişi kabul etmemektedirler. Bu konuda Fârâbî daha açık ve net bir tutum sergilemektedir.

İbn Sînâ ise, bedenen dirilişi nefyetmekle birlikte birtakım nefislerin bedenî dirilişe inanmaları sebebiyle cismânî olmamakla birlikte, cismânî gibi hissedebileceklerine dair ifadeleriyle bu konuda farklı bir tutum sergilemiştir.

Varlık tasavvurlarının en üstüne Tanrı'yı koyan ve onu da akıl olarak niteleyen Fârâbî ve İbn Sînâ'nın "nâtık nefsin"bedenden ayrılışı sonrası durumunu izah ederken, insandaki bu aklî yöne vurgu yapmaları ve mutluluğu da ona bağlamaları kanaatimizce büyük önem arz etmektedir

İBN-İ SİNA'NIN "El-İşârâtü ve't-Tenbîhâtü fi'l-Mantıkı ve'l-Hikme" Kitabı Hakkında

Yazan reis şeyh Ebû Alî Hüseyin b. Abdi'llâh'dır, İbn Sînâ diye tanınmıştır, 428 yılında ölmüştür. Bu kitap küçük hacimli, çok bilgili, zor anlaşılan, akıl sahiplerinin sözünü içeren, ayrıntılı kitaplarda bulunmayan acayip nükteleri ve şaşırtıcı yararlı bilgileri açıklayan bir kitaptır, mantığı on metod içinde, hikmeti de on şekil içinde anlattı, birincisi cisimler hakkındadır, ikincisi yönler hakkındadır, üçüncüsü nefisler hakkındadır, dördüncüsü varlık hakkındadır, beşincisi yaratma hakkındadır, altıncısı amaçlar ve ilkeler hakkındadır, yedincisi soyutlama hakkındadır, sekizincisi mutluluk hakkındadır, dokuzuncusu bilgili kişilerin makamları hakkındadır, onuncusu da ayetlerin sırları hakkındadır, bu kitabın baş tarafında şöyle dedi: 'Hamd, bahsettiği başarının güzelliğinden dolayı Allah'a mahsustur..., ey gerçeği araştırmaya istekli kişi, bu kitapta sana hikmetin temellerini hazırladım, kıvrak zekâyı eline alırsan, bunların dallara ayrılması ve ayrıntılı ifadesi sana kolay gelir'. Bu kitabın şerhleri vardır, şunlar onlardandır: İmam Fahru'd-dîn Muhammed b. Ömer er-Râzî'nin şerhi, bu zat 606 yılında ölmüştür, bu şerhin baş tarafı şöyledir: İmdi, hamd, zatından dolayı hamde lâyık olana mahsustur..., bu şerh 'dedi', 'derim' ile yapılan bir şerhdir, bu şerhde iptal etme ve itiraz etme ile karşı çıktı, kitabın yazarına cevap vermede aşırıya kaçtı, bundan dolayı bazı zarif kişiler bunun şerhine tenkit adını verdiler, Lübâbü'l-İşârât da bu kişinin kitabıdır, bunu bazı beylerin ricası üzerine 597 yılının cümâde'l-ûlâ ayında bu şerhden özet olarak çıkardı ve mantıkla, doğa ile ve ilâhiyatla ilgili konulardaki düzenine göre düzenledi, şerhlerden birisi araştırmacı allâme Nasîru'd-dîn Muhammed b. el-Hasan et-Tûsî'nin şerhidir, bu zat 679 yılında ölmüştür, bu şerhin baş tarafı şöyledir: Hamd, kendisini çok överek söze başlamayı bize nasip eden Allah'a mahsustur..., bu şerde anlattığına göre reis keskin bir gözlemle desteklenmiştir, bu kitabı da adı gibi olan kitaplarındandır, bazı önemli kişiler kendisinden öğretmenlerden, imam Râzî'nin şerhinden ve diğerlerinden elde edilen anlamlardan yanında bulunanları belirlemesini istemiştir, o da kabul etmiş ve adı geçen erdemli kişinin karşı çıktığı bazı yerlerin cevaplarına işaret etmiştir.

Bu kitabına Hallü Müşkilâti'l-İşârât adını verdi, bunu yazmayı 644 yılının sefer ayında tamamladı, adı geçen erdemli şerhçiler arasındaki yargılama kitabını yazan araştırmacı Kutbü'-dîn Muhammed b. Muhammed er-Râzî'dir, bu zat Tantânî diye tanınmıştır, 766 yılında ölmüştür, bu kitabı sahip olduğu bahisleri ve imamın sözüne yapılan itirazları kendisine sunduğunda allâme Kutbü'd-dîn Şirazî'den gelen bir öneri ile yazdı, allâme Kutbü'd-dîn ona şöyle dedi: 'Çok sözün sahibinin peşine düşmek kolaydır, sana yakışan ise onunla Nasîr arasında hakem olmandır', bunun üzerine El-Muhâkemât diye ünlü olan kitabı yazdı ve 755 yılının cümâde'l-âhire ayında tamamladı. Behru'd-dîn Muhammed Es'ad el-Yemânî sonra et-Tüsterî'nin de ikisi arasındaki yargılama konusunda bir kitabı vardır, Nasîr'in şerhinin baş tarafları üzerine mevlâ Şemsü'd-dîn Ahmed b. Süleymân'ın bir haşiyesi vardır, bu zat İbn Kemâl Paşa diye ünlüdür, 940 yılında ölmüştür, onun Kutb'un El-Muhâkemât'I üzerine de bir haşiyesi vardır, erdemli Habîbu'llâh'ın da Nasîr'in şerhi üzerine bir haşiyesi vardır, bu zat Mîrzâcân eş-Şirazî diye ünlüdür, 994 yılında ölmüştür. Şunlar da bu eserin şerhlerindendir: Erdemli Sirâcü'd-dîn Mahmûd ibn Ebî Bekr elermevî'nin şerhi, bu zat 682 yılında ölmüştür; imam Burhânü'd-dîn Muhammed b. Muhammed en-Nesefî'nin şerhi, bu zat hanefîdir, 688 yılında ölmüştür; İzzü'd-devle Sa'd b. Mansûr'un şerhi, bu zat İbn Kemûne diye tanınmıştır, (676) yılında ölmüştür, bu şerhin baş tarafı şöyledir:

Hamd, başarılı kılmasının güzelliğinden dolayı Allah'a mahsustur..., bu şerhi Dîvânü'l-Memâlik (Ülkeler Kitabın)'nın yazarı olan oğlu için iç içe geçmiş bir şekilde yazdı, bu şerhde zorunluluktan dolayı söze dahil olanlar hariç reis'in bütün sözlerini bozmadan verdi, bilginlerin kitaplarından ve allâme Nasîru'd-dîn'in şerhinden topladıklarını ve kendi düşüncesi ile ortaya çıkardıklarını ayırmadan karıştırdı, böylece El-İşârât'ın şerhi gibi bir kitap haline geldi, buna Şerhu'l-Usûli ve'l-Cümeli min Muhimmâti'l-İlmi ve'l-Amel adını verdi, Refîu'd-dîn ... el-Cîlî'nin şerhi de bu şerhlerdendir, bu zat (641) yılında ölmüştür. El-İşârât'ı şiir şeklinde yazan Ebû Nasr Feth b. Mûsâ el-Hadravî'dir, bu zat 663 yılında ölmüştür, El-İşârât'ın özetini yazan (bilgin) Necmü'd-dîn ... b. el-Lübûdî (Muhammed ibn Abdân ed-Dimeşkî'dir, 621 yılında ölmüştür). (Cilt: 1 (1), Sayfa: 300 **123**)).

SEKİZİNCİ BÖLÜM

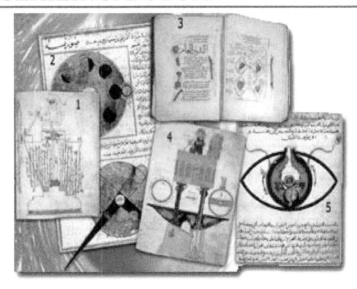

İBN-İ SİNA VE EĞİTİM

İbn Sina Tıp alanında olduğu kadar, şimdiye kadar hiç üzerinde durulmayan eğitime dair görüşleriyle de batıyı etkilemiş ve asırlar sonra "Yeni eğitim" akımını başlatan ve geliştirenlere önderlik yapmıştır. J.J. Rousseau başta olmak üzere "Yeni eğitimciler"in onu okudukları ve ondan faydalandıkları bilinmektedir.

İbn Sina'nın çocukken oyunu çok sevdiğini kaynaklar belirtiyor. Bir gün yine oynarken bir ihtiyar "—Sen çok akıllısın, ilerde bir alim olacaksın, sana oyun yaraşır mı? Derslerine çalış" der. Küçük İbn-i Sina şu cevabı verir. "— Her yaşın belli bir hali vardır. Çocukluğun yakışığı da oyundur. Her yaşın hakkı verilmelidir."

Küçük İbn Sina'nın bu cevabı bugün pedagoji ve psikolojinin ulaştığı gerçeklerden birinin ifadesidir. Nitekim günümüzün pedagoji ve psikoloji ilimleri oyunun çocuğun tabii faaliyeti olduğunu ve herşeyden önce oynamak için yaratıldığını kabul etmektedirler. Evet oyun, çocuğun fiziki gelişmesine faydalı, muazzam bir çaba harcama sağlamaktadır. Bu da Merhameti Sonsuz'un ilerde çok büyük yükleri kaldırmaya müheyya çocuklara bahşettiği büyük bir nimetdir.

İbn Sina çok büyük ve usanmak bilmez bir şahsi çaba ile döneminin bütün bilgilerini edindiğini söylemektedir. Bu gayret kendisine Aristo ve Farabi'den sonra gelen III. öğretmen "muallim-i salis" şerefini kazandırmıştır. Bu yönüyle bize çalışma metodunu açıklamaktadır. Mantık derslerine nasıl çalıştığını şöyle anlatır. "Bir mesele karşısında şaşırıp kalınca camiye gider, namaz kılar ve Allah'a yalvarırdım. Bunun üzerine benim için kapalı olan herşey açılıverir güçlükler kolaylaşırdı... uykuya dalsam da yine o meseleyi düşünürdüm. Öyle ki birçok meseleler benim için uykuda çözülmüştür.

İbn Sina'nın Türk ve Dünya eğitim tarihinde mühim bir yer tutması onun getirmiş olduğu ve günümüzde bile reddedilemeyen görüşlerinden ötürüdür. Mesela, ahlâk ve fazilet eğitimine ilişkin görüşleri kayda şayandır. Ona göre, insanlar fazilete bir değer vermiyorlar. Karanlıklar içinde yuvarlanıp gidiyorlar. "Zavallı insanlar... Belki de zenginlik ve şöhrete de kavuşmuşlar... Fakat ahlâk ve fazilete dayanmayan bir hayatın ne kıymeti vardır." Ona göre başlıca fazilet ve ahlâk esasları şunlardır. İffet, şecaat, hikmet, adalet, cömertlik, kanaat, sabır, sır saklama, tevazu, sözünde durma.. O bu davranışlara erişmek için bazı ilkeler tespit etmiştir. Bunlardan başlıcalarını şöyle sıralamak mümkündür: Nefsin isteklerine kesinlikle uymamak, yalandan kesinlikle uzaklaşmak, insanlara iyilik yapmak, iyileri sevmek, kötüleri doğrultma ve onları fena işlerden men etmeye çalışmak, sık sık ölümü düşünmek ve böylece kötülüğün kalbe yerleşmesine mani olmaktır...

İlme verdiği ehemmiyet göz ardı edilemeyecek kadar mühimdir. Bir yazısında şöyle der: "Nefsini ilimlerle süslemeye ve düzeltmeye çalış. İlimde herşey vardır. İnsanın ruhu kandil ve ilim onun aydınlığıdır. İlâhi hikmet de kandildeki yağ gibidir. Bu yanar ve ışık saçarsa sana diri denilir. Yanmaz ve karanlık kalırsa sen ölü sayılırsın." Ona göre ilim, insanın kendini mükemmelleştirmesi ve Allah'ı bulması için lüzumludur. İlmi yüksek ve ahlâkı düzgün ve temiz olan insanların mutluluğu tam olur... Bu nedenle mutlak mutluluğa lâyık olmak (cennete girmek) için ilim ve ahlâk sahibi olmak şarttır.

İbn Sina'nın beden eğitimi konusundaki görüşleri de bugünün son ilmi buluşları ile aynı paralelliktedir. Hastalanmadan önce korunma denen hıfzıssıhha konusunu da işlemiş ve beden eğitimini bu nedenle gerekli görmüştür. Ona göre insan yediklerini daha iyi hazmedebilmek için hareket yapmalıdır. Aksi takdirde alınan gıdalardan az faydalanılacağı gibi artıkları iyi atılamaz ve bunlar beden ve mizaç üzerinde menfi tesir yapar. Hareketin insanın günlük hayatında kendiliğinden yapıldığı gibi arzu ve planlı şekilde yapılırsa faydasının daha çok olacağını savunmaktadır ve beden eğitimi için en uygun zamanın def-i hacet ettikden sonra yapılanı olduğunu belirtmektedir.

Bunun yanında çocuğun bakımı, sağlığı, eğitimi ve öğretimi ile ilgili görüşleriyle de zirveye çıkmıştır. Biz burada sadece çocuğun eğitim ve öğretimi konusundaki fikirlerine değinmek istiyoruz. İlk önce doğan çocuğa babası iyi bir ad koymalı, çocuk sütten kesilir kesilmez "kötü huylar edinmeden" eğitimine başlanmalıdır."Çocuğu kötü iz ve arkadaşlardan uzaklaştırıp iyi arkadaşlarla oynamasını sağlamak onu iyi davranışlara teşvik ile olur. Çocuğa fazla baskı yapılmamalı, onun hataları uygun biçimde düzeltilmeli, gerekirse azarlamalıdır. Dayak ise son çaredir. Onun yanlışlarını düzeltmede aracılar ve öğütçülerden faydalanmalıdır. Çocuğa yapılacak baskılar, onun, kızgın, hüzünlü, korkak, tembel yada herşeye kayıtsız kalan bir şahsiyet kazanmasına sebep olur. Çocuk 6 yaşına gelince okula gönderilmelidir. Öğretmen, dindar, dürüst, bilgili, insaflı, temiz ve kibar olmalı, çocuk eğitim ve öğretimini bilmeli ve onlarla ilgilenmelidir..."

"Bu dönemde çocuk iyi aile çocuklarıyla tanıştırılmalıdır. Çocuklar böylece birbirlerinin iyi huylarını görür ve kendileri de daha iyi olmaya çalışırlar. Ayrıca aralarındaki tabii rekabet sebebiyle daha başarılı öğrenim yaparlar..."

İbn-i Sina eğitim ve öğretimin 6 nev'inden bahseder:

1) Zihni öğretim: Genel bir konuyu sebebleriyle misaller vererek açıklama

2) Sınai öğretim: Muallim, araçları kullanmasını öğretir.

3) Telkini öğretim: Muallim tekrar ettirerek öğretir.

4) Tedibi öğretim: Muallimin öğüt ve nasihat yoluyla gerçekleştirdiği öğretim.

5) Taklidi öğretim: Muallimin söylediklerinin olduğu gibi ve hemen benimsenmesidir. Bunun için muallimin güvenilir olması şarttır.

6) Tenbihi öğretim: Talebeye çevresinde karşılaştığı hadiseleri, bunların sebeblerini ve tesirlerini öğretmeleridir.

İbn Sina'yı "Yeni eğitim" denen ve 18. yüzyıldan özellikle Rousseau'dan beri gelişen görüşlerle karşılaştırırsak aralarında çok büyük benzerlikler vardır. Mesela İbn Sina hangi sınıf ve statüde olursa olsun her çocuğun eğitilmesini istemek gibi bir görüş ileri sürmüştür ve bu görüş "Yeni eğitim'in de temel ilkelerinden biridir. İbn Sina ayrıca okul içindeki çocuğun kendi yaşındaki arkadaşlarıyla eğitilmesinin ehemmiyetini belirterek yine pedagoji ve psikolojinin son düşüncelerine uygun bir görüş belirtmiş olmaktadır. Böylece Sina, çocuğun tabii bir vasatı olduğunu ve onun kişiliğinin gelişmesinde çok mühim bir yeri bulunduğunu 20. yüzyıl eğitimcileri John Dewey, Alain, Durkheim vs. den 900 yıl önce ortaya koymuştur. Bunun yanında muallimin talebesini tanıması ve onun yetenek ve kabiliyetlerini fark etmesi gerektiğini ileri sürmekle de 18. yüzyıl eğitimcisi J.J. Rousseau'dan asırlar önce çok mühim bir pedagojik ilkeyi ortaya koymuştur. Öte yandan çocuğun zevk ve ilgilerinin genel eğitim ve meslek eğitiminde göz önünde tutulmasını istemekle yeni eğitimin çok önem verdiği "çocuğun ilgisi" mevzuunu asırlar önce belirtmiştir. Deneye, gözleme, sebepleri araştırmaya dayanan bir eğitim ve öğretim tavsiye etmekle değeri asırlar sonra anlaşılan ve Avrupalı eğitimcilerce tekrar keşfedilen ve hiçbir zaman ehemmiyetini kaybetmeyecek bir pedagoji ilkesi ortaya koyarken de eğitim teknolojisi sahasında da mühim yeri olan Comenius'un da öncülüğünü yapmıştır. İbn-i Sina bir muallimin taşıması gereken özellikler mevzuunda da bugün için bile geçerli temel görüşler ortaya atmıştır...

İBN-İ SİNA'NIN PSİKOLOJİK YAKLAŞIMLARI

Psikoloji, davranış bilimi olması dolayısıyla davranışların temelinde yatan sebepleri ortaya çıkararak, muhtemel hatalara karşı tedaviler geliştirir. Bir anlamda ruhsal bunalımlara düşmeden önce koruyucu hekimlik gibi görevi vardır psikolojinin. İbn-i Sina tıptaki koruyucu hekimlikle ilgili anlayışını psikolojide de sürdürür. Nihayette insan bedeninin sağlıklı olması bütün organların denge durumunu korumasıyla mümkün olur. Doğadaki denge insanda da vardır. Denge bozulunca insan hem ruhen hem bedenen hastalanır." "Mizaç" denen (demevi, lenfavi, safravi, asabi) oluşur. Zaten mualece (ilaç ile tedavi)nin temel esprisi, bozulmuş dengeyi yeniden sağlamak, yani adaleti gerçekleştirmektir. Nitekim, bu dört hılt ve dört mizacın günümüze kadar geldiği ve psiko-somatik anlamda, psikolojide beden yapısı ve karakter arasındaki münasebet görüşünün temelini oluşturduğu bilinmektedir. "Tabiat" kavramının tıpta özellikle "mizaç" anlamına gelmesi, "mizacın da "hılt"ların belirli oranda karışımı olması ve bu karışımın dengeli olması sağlığı, dengesiz olması da hastalığı göstermesi; Tıbbı, aynı zamanda Astronominin denge kavramına, Matematiğin oran ve uyum kavramına başlamıştır.

Psikoloji kelime olarak ruh bilimi anlamına gelse de, bu gün biz onu laboratuvar bilimi olarak tanımlıyoruz. Deney ve gözleme dayalı olan psikoloji İbni-i sinanın deneysel psikoloji olarak tanımladığı psikolojidir. "İbn-i Sina'nın psikolojisi kendi spiritüalist felsefesinde bir yandan fiziğe, öte yandan metafiziğe bağlıdır." Psikolojisinin iki manzarası vardır;

1- Deneysel psikoloji,

2. İçe bakış psikolojisi"

İbn-i Sina'nın içe bakış psikolojisi, günümüzdeki içebakış kuramlarıyla (Özellikle *Jung ve Adler*'in geliştirdiği *"Modern Psikoloji Anlayışı"*) çok da örtüşmüyor. Burada, Filozofumuz birinci derecede deney ve gözleme önem verirken, bireyin kendini sorgulamasını ruh yapısıyla iletişim kurmasını ister ki, bu bir anlamda kişinin kendi bilincinin tahlilidir."

"İbn-i Sina felsefesinde ilk ve güvenilir bilgi olarak insanın kendi bilincinin tahlilinden yola çıkarak, onun varlık temeline yine kendi var olma bilincini koymuş olur ve böylece artık diğer var olan ve varlıkların tahliline yani onların çeşitleri, mahiyetleri, sıfatları vb. hususların temellendirilmesine geçilebilir. Ayrıca, İbn-i Sina'nın insanı ruh ve beden dualitesiyle incelediğini görüyoruz. İnsan madde ve ruhtan müteşekkil bir bütündür, ayrı ayrı parçalar değildir." Ruh bedeni bırakınca, beden canlı bir şey olmaktan çıkar ve bir ceset olur. Ruh kendi yetileriyle hayati fonksiyonlarını görür. Onları birleştiren ve iş gördüren odur. Bedeni korur ve bedenle bulundukça onu dış etkilerden saklar."

* Psikolojinin kavram olarak *"ruh bilimi* "anlamına geldiğini daha önce de ifade etmiş idik.

Şimdi buradaki açıklamalarından, Hekimimizin, ruha ayrı bir önem atfettiğine şahit oluyoruz. Esas yapının ve "öz" ün ruh olduğunu; bedenin ise, araz olduğunu anlatıyor. Bedenin korunma vazifesini de ruh üstleniyor. İnsan ruhunun kapsamı içinde ele aldığımız kişilik, aslında insanın mizacını ve karakterini mündemiçtir. Zira karakter değişime uğrasa da mizaç dediğimiz (huy) değişmez. İşte bu iki yapı kişiliğimizi oluşturuyor. Ancak, ibni Sina mizacın da sonradan oluşan bir mahiyet olduğunu söylüyor.

"mizaç, unsurların zıt özelliklerinin karşılıklı etkilenmesinden ortaya çakan bir keyfiyettir. Unsurlar, birbirleriyle sıkı temas edebilmek için çok dakik parçalara ayrılmıştır. Bu parçacıkların nitelikleri etkin olduklarında ve birbirleri üzerinde etkin olduklarında, orada, bütün unsurların parçacıklarına aynı şekilde yayılıp, dağılmış olan yeni bir model ortaya çakar. Mademki, unsurların ilk kaliteleri dörttür, yani, *sıcak, soğuk, kuru ve nemlidir;* o halde; yeni düzenlenmiş ya da parçalanmış bir cismin mizacı bu niteliklerin bir ürünüdür.

* İnsanın psikolojik yapısıyla alakalı yaradılış formunu anlatırken, "olması gereken en güzel şekilde" ifadelerini tekrar ediyor. İbn-i Sina psikolojik yaklaşımlarını temellendirirken de, felsefi yorumlara başvuruyor. Yaratılmış olanların varoluşlarının sebebi olarak, müteal (aşkın ve üstün bir) varlığa iaret ediyor. Daha önceki bölümlerde, anatomik yapıdaki güzelliğe değinen hekimimiz, insanın psikolojisinin, mizaç ve karakterinin yaratıcısının sanatkârlığına işaret ediyor. "Yüce Yaratan, her hayvana ve onun her bir organına en uygun ve onun doğasıyla, işleviyle ve şartlarıyla en uyumlu mizacı bahşetmiştir. Bununla birlikte, bu hakikatin değerlendirilmesi hekimlerin değil, filozofların konusu olduğundan; biz insanın, kendisine en uygun mizac ve çeşitli fonksiyonlarına ve vücudunun reaksiyonlarına en uygun özelliklerle donatıldığını kabul edebiliriz."

* Burada İbn-i Sina bir nüansa dikkat çekiyor: "Filozofun göreviyle doktorların görevi arasında bir ayırım yapıyor. Tıbbın konusunun olgusal olmakla birlikte, doktorların olgusallar üzerinde yorum yapabileceğini de söylüyor" ancak hakikate ve olması

gerekenler üzerinde sorgulama yapacak olanların, filozoflar olduğunu vurguluyor.

İbn Sina'nın Aile Siyasetine Dair Risalesindeki Temel Görüşleri

Büyük İslam filozoflarından İbn-i Sina, birçok alanda olduğu gibi, "İlm-i tedbir-i menzil" (aile yönetimi) konusunda da müstakil telifin sahibidir. Bu risale, Yunan felsefe ve ahlakının İslam dünyasına aktarılması ve etkileri konusunda önemli olduğu kadar, kendisinden sonra yazılan bu mesele etrafındaki kitap ve risalelerin genel çerçevesini çizmek açısından da belirleyici bir yere sahiptir.

Yönetme erkinin temeli

İbn-i Sina, risalesine, Allah'a hamd sözcüklerinin ardından Allah'ın insanlara verdiği ve onu pek çok yaratığına üstün kıldığı özelliklerini belirterek başlar. Allah, insanları hem akıl ve görüşlerinde, hem de mülklerinde, mertebelerinde ve konumlarında farklı yaratmak suretiyle ihsanda bulunmuştur. İbn-i Sina'ya göre insanların dünyanın bağlı bulunduğu hikmeti, güzel siyaseti ve sağlam tedbiri incelemeye en layığı ve hak sahibi, şanı yüce Allah'ın insanların yönetimini ellerine verdiği, ülkelerin yönetimini kendilerine emanet ettiği hükümdarlar, daha sonra sırayla milletlerin önderliği kendilerine verilen, köylerin ve kentlerin yönetimine ehil kılınan valiler, ev sahipleri ile aile ve çocuk terbiyecileridir. Bunların her biri, sorumluluğundaki varlıkların, buyurma ve yasaklama yetkisine girenlerin ve eli altındaki halkın yöneticisidir.

Hükümdar ve tebaa her insanın hayatını sürdüreceği azığa, ihtiyaç zamanı için bunu saklamaya ihtiyaç vardır. Ayrıca insan, edindiği azığı saklayacağı ve ihtiyaç zamanı için koruyacağı bir yere de muhtaçtır. Bunun için ev ve konak edinecektir. Bunları korumaya ve bu işi yürüteceklere ihtiyaç duyar. İbn-i Sina'ya göre, insanın gönlü Allah'ın erkeğe can yoldaşı kıldığı eşe de muhtaç olur. Böylece, evdeki üye sayısı çocukların doğmasıyla daha da artmıştır. İşte bundan sonra, bu aileyi yönetici konumuna, hane halkı da yönetilen konumuna geçmiştir. Aile, çocuk, hizmetçi ve tebaa sahibi olanlar işlerinin yolunda yürümesi için onları koruması ve sakınması, külfetlerine katlanması, rızıklarını çoğaltma, özendirerek ve kasındırarak, vaadde bulunarak, yaklaştırarak ve uzaklaştırarak, vererek ve yoksun bırakarak iyi yönetme ve doğrultma gibi, yapması gereken işleri yapması gerekir.

Yönetme erkinin kapsamı

İbn Sina'ya göre, insanın siyaset türlerinden ilk başlaması gereken kendisiyle ilgili siyasettir. Zira kendisiyle ilgili siyaseti iyi yürütürse, bundan üstün olan ülke yönetiminden acziyet duymaz. Kendisiyle ilgili siyasete yönelenin yapması gereken ilk şey, yöneten konumundaki aklının, yönetilen konumundaki nefsinin bulunduğunu bilmesidir. Herhangi bir kötülüğü düzeltmeye yönelen, bu kötülüğü iyice tanımalıdır. Düzeltmesi gereken kötülüklerin bir kısmını ihmal ederse, içi iyileşmeden kalmış yaranın dışını tedavi eden gibi davranmış olur.

İbn-i Sina'ya göre, insan tabiatındaki kendi kötülüklerini göremeyiş ve kendisini denetleme zorluğu dolayısıyla, iyilik ve kötülüklerini incelemek ve iyi durumlarını iyi, kötü durumlarını kötü göstermek suretiyle ayna gibi görev yapan akıllı ve sevecen kardeşin yardımını istemek kaçınılmazdır. Buna en çok ihtiyaç duyanlar ise, reislerdir. Bunlar da kusurlarının gizlenmesi veya öfkelerinden çekinilmesi dolayısıyla daha da zor duruma düşerler. Kendi kusur ve kötülüklerini bilemeyince, bunların kaynağını dışarıda ararlar.

İbn-i Sina'ya göre, hükümdar ve reislerin bozulma sürecine girmesinde kendilerini kötü arkadaş ve sırdaş edinmeleri de çok etkili olur. Arkadaşlar da iki türlüdür: Sağlam, yoldaş ve tedbirli; aldırışsız ve bilgisiz. Güzelliklerinin ve iyiliklerinin bilinmesiyle ilgilenen kişinin, insanların huylarını, karakterlerini ve tabiatlarını araştırması, onların güzellik ve iyiliklerini iyice incelemesi gerekir. Böylece kendi durumunu onlarla karşılaştırma imkânı doğar. Ayrıca İbn Sina'ya göre, insan kendisine ödül ve ceza vermesini bilmeli, nefsini bunlarla yönetmelidir.

İbn-i Sina'ya göre, insanların azıklara ihtiyacı, onları rızk ve azık edinmeye yöneltmiştir. Geçimini sağlama konu-sunda insanlar iki sınıftır: Bir grup, hazır mala konar. İkinci grup ise, geçimini sağlamada çalışmaya muhtaçtır. Bunlara, ticaret ve sanatlarla azıklarını arama ilhamı verilmiştir. Sanatlar, ticaretten daha güvenilir ve kalıcıdır.

İbn-i Sina'ya göre kişi için hakedişe dayanan bol rızıktan daha üstün bir devlet yoktur. Günahla, hırsızlıkla, çirkin sözle, yalanla, yüzsüzlükle, hayasızlıkla, yiğitlikle yaralamakla ve namusu kirletmekle elde edilen bir kazanç, değeri çok olsa da bir hiçtir, maddesi çok olsa da azdır, göze kârlı görünse de sonu vahimdir. Temiz ve iyi kazanç; miktarı ve ağırlığı az da olsa, daha lezzetli, daha güzel, daha bereketli ve daha artıcıdır.

İbn-i Sina'ya göre insanlar kazanç elde edince, bunun bir kısmını iyilik yolunda harcaması, bir kısmını da beklenmedik durumlar için bir kenara ayırması doğru siyasetin bir yönüdür. Harcamaların, sağlam ve düzgün yapılması, orta yolun tutulması gerekir, aşırılığa kaçılmamalıdır. Çünkü, halktan israfı övenler, iktisadı ve değerlendirmeyi övenlerden daha çoktur, iktisadı ve değerlendirmeyi övenler daha sağlam görüşlüdür.

İbn-i Sina'ya göre, kadın, erkeğin mülkünde ortağı, malının koruyucusu, yükünün taşıyıcısı ve çocuklarının terbiyesinde güvendiği kişidir. Kadınların en iyisi; akıllı, dindar, arlı, zeki, sevecen, doğurgan, az konuşan, itaatkar, içten, güvenilir, mecliste ağırbaşlı, görüntüsünde ciddi, boyu posu yerinde, kendisini kocasına hizmete adamış ve ona iyi hizmet eden, değerlendirmesiyle kocasının azını çoğaltan, iyi huylarıyla üzüntülerini gideren, nezaket ve kibarlığıyla dertlerine teselli olan kadındır. Kişi eşini karşı heybetli (otoriter), onurunu koruyucu ve aile sorumluluğunu yerleştirici olmalıdır.

İbn Sina'ya göre, güzel ad koyması, ahmak, düşüncesiz ve hasta olmaması için iletkenliğini ve geçirgenliğini dikkate alarak süt anasını iyi seçmesi çocuğun babasındaki haklarındandır. Çocuk sütten kesilince, önce ahlak eğitimine başlanır. Çocuğun mafsalları güçlenince, dili düzelince, telkine hazır olunca ve duyduğunu kavrar hale gelince, Kur'an öğretimine geçilir. Hece harfleri şekillendirilir ve dini esaslar yumuşakça anlatılır. Daha sonra dil ve edebiyat eğitimine geçilir. Çocuğa ilk olarak edebin erdemi, bilginin övücü, bilgisizliğin yerici, ahlaksızlığın kınandığı ana-babaya itaatin övüldüğü, iyilik yapılması ve konuğun ağırlanması gibi iyi ahlak konularını işleyen şiirler öğretilmelidir.

İbn-i Sina'ya göre, çocuk terbiyecisinin asıllı, dindar, ahlak eğitimini iyi bilen çocuk bakımında usta, ağırbaşlı, ciddi, hafiflik ve ahlaksızlıktan uzak, çocuğun huzurunda serbestlik ve aldırmazlığı az, somurtuk douk olmayan, yiğit, temiz, nazik, önde gelen insanlara hizmet etmiş, insanların övündükleri hükümdarların iyi huylarını, kötü kişilerin kınandıkları kötü huylarını tanıyan, sofra, konuşma, birlikte bulunma adabını bilen biri olmalıdır.

İbn-i Sina'nın düşüncesini göre, çocuğa Kur'an öğretimi ve temel dil bilgileri kavratıldıktan sonra, edinmek istenilen sanat incelenir, yoluna yöneltilir. Çocuk terbiyecisi çocuğa bir sanat seçmek istediğinde, önce çocuğun tabiatını güzelleştirmeli, huyunu ve karakterini yoklayıp, zekasını sınadıktan sonra, buna göre sanatlarını seçmelidir. Çocuk için sanatlardan birini seçince, ona duyduğu eğilimi ve arzuyu incelemeye çalışması, sonra bu sanatı öğrenip öğrenemediğini, yetenek ve donanımının bu sanata elverişli olup olmadığını incelemelidir.

İbn-i Sina'ya göre, kişinin hizmetini görenler, onun eli ve ayağı gibidir. Hizmet görenlere yaklaşmalı, uzak durmamalı, ilgilenmeli, ihmal etmemeli, yumuşak davranmalı ve zora koşmamalıdır. Hizmetçileri edinme yolu, tanıyıp sınadıktan, yoklayıp denedikten sonra edinmektir. Bunlar yapılmayınca, değerlendirme yapmalı sezgi, duygu ve sarraflığını kullanmalıdır. Hizmetçi işverene karşı iş güvenliği duygusu içinde olmalıdır. Hata yapanları düzeltmeli ve affetmelidir. Yeniden suç işleme durumunda biraz ceza vermelidir. Ağır suç işleyenleri derhal işten uzaklaştırmalıdır.

KENDİ AĞZINDAN İBN-İ SİNA

Babam, Belh ahalisindendi. (Nuh İbn-i Mansur zamanında) Belh'den ayrılarak Buhara'ya yerleşti. Yine bu hükümdar devrinde Buhara'nın en büyük köylerinden olan Harmeysen'de vazife aldı, maişetini bu şekilde temin ediyordu. Harmeysen köyünün yakınında bir köy vardı: Efşene. Babam Efşene'de bir hanımla evlendi. Önce ben M. 980 Ağustos ayında, sonra da erkek kardeşim Efşene'de dünyaya gelmişiz.

(Nur topu gibi) iki erkek çocuğu sahibi olduktan sonra, ailemiz Buhara'ya yerleşti. Buhara'da iki kardeş ilim tahsil etmeye başladık. Ben bir muallimden (ilim öğreten, öğretmen) Kur'an ve edebiyat dersleri aldım. On yaşına geldiğim zaman Kur'an'ı ezberledim ve edebiyatı da hemen hemen tamamıyla öğrendim. Pek küçük yaşta benim (İbn-i Sînâ) Kur'an'ı ezberleyip hafız olmam ve edebiyatı da hakkıyla öğrenmem herkesin takdir ve hayranlığını kazanmıştı."

(Kıftî'nin İhbar'ı, İbn-i Ebi Useybia'nm Uyunü'l-Enba'ı ve Dairetü'l-Maarifi'l-İslâmiyye) gibi kaynakların naklettiğine göre:

İbn-i Sînâ'nın babası, Mısır-İsmailiyye mezhebi davetçilerinin propaganda ve davetlerini kabul etmişti. İsmailiyye'den sayılıyordu.

Bu mezhep davetçilerinin (nefs-ruh) ve (akıl) hakkındaki konuşmalarını dinlemiş olan (İbn-i Sînâ'nın) babası ve onun arkasından da kardeşi bu davetçilerin görüş ve fikirlerini kabul etmişti.

Bu hadiseyi İbn-i Sînâ şöyle anlatıyor:

"Babam İsmailiyye davetçilerine icabet edenlerden, uyanlardandı. İsmailî sayılıyordu. Nefs ve aklın manâlarını onlardan duymuştu. Babam gibi kardeşim de bu mezhebi kabul etmişti. Bazan onlar kendi aralarında konuşurlar, ben de konuşmalarını duyar ve anlardım. Fakat içim o görüşleri kabul etmezdi. Bunlar beni de kendi görüşlerine sokmak istediler. Fakat İsmailiyye mezhebinin görüşlerini hatalı bulup beğenmediğim için kabul etmedim.

Babam ve kardeşim felsefe, geometri, Hind aritmetiğini (Hisabu'l-Hind) dillerine teşbih etmişlerdi. Bundan ötürü de babam benim Hind aritmetiğini öğrenmemi istiyordu. Bu maksatla beni, Hind aritmetiğini bilen bir adama göndermeye başladı. Sonra Buhara'ya, felsefeci olduğunu söyleyen Ebu Abdullah en-Natılî adında birisi geldi. Bana ders vermesini temin maksadıyla babam onu evimize buyur etti, konuk etti. Hâlbuki ben o gelmezden önce fıkıh (İslâm Hukuku) ile meşgul oluyor ve meşgul olduğum bu ilim dalında İsmail ez-Zahid'in (derslerine de) gidip geliyordum. (Münazara sanatında) en iyi itiraz edenlerden (sâil) idim. Bu bakımdan delil isteme yollarını ve (münazarada) mucib'e yani iddiayı, tezi ortaya koyan, savunan tarafa kurallara uygun şekilde itiraz yollarını tesbit etmiştim. Sonra en-Natılfden "İsagoji" okumaya başladım. O, bana, cinsi; "Hakikatları çeşitli olan şeyler hakkında "bunlar nedir?" diye sorulan soruya verilen cevaptır" şeklinde tarif etmişti. İşte o zaman ben bu tarifi gece gündüz demeden araştırmaya başladım. en-Natılî benim bu halime o kadar çok şaşırmıştı ki benim ilimden başka bir şeyle meşgul olmamam için babamı sıkı sıkı tenbihledi. Hangi meseleden bahsetse ben o meseleyi ondan daha iyi düşünebiliyordum. Bu tarzda mantığın kolay kısımlarını, dış yüzünü ondan okudum. Mantığın ince ve derin konularına gelince: Onun bu inceliklerden haberi yoktu. Bu itibarla kitapları kendi başıma okumaya ve şerhleri mütalaa etmeye, incelemeye başladım. Bununla mantığa hakim olmayı, mantık bilgimi olgunlaştırmayı hedeflemiştim. Ayrıca, Öklides'in baş tarafında da beş altı konuyu (eşkâl) onunla okudum. Sonra kitabın geri kalan kısmını kendi kendime halletme yoluna gittim. Sonra "el-Mecesti" kitabına geçtim. Bu kitabın baş taraflarını okuyup, geometrik şekiller bahsine gelince, Natılî bana **"Kitabı kendi başına okuyup halletmeye çalış, sonra da okuduğun kısımları bana göster ki, doğru olup olmadığını sana izah edeyim"** dedi. Ne var ki Natilî bu kitabı anlayacak kapasiteye sahip değildi. Bu yüzden kitabı ben kendim çözümlemeye, halletmeye başladım. Nice zor şekil vardı ki, bunları ben kendisine arzettiğim vakit izahlarımla anlıyor, öğreniyordu.

Sonra Natilî, Gûrganc'a gitmek üzere benden ayrıldı. Ben de fizik ve metafizik dalında önemli şerhleri ve bölümleri ihtiva eden kitapları öğrenmekle meşgul oluyordum. Bu şekilde ilim kapıları (bir bir) bana açılıyordu.

Sonra tıp ilmine rağbet ettim, bu konuda yazılmış olan kitapları okudum. Şüphe yok ki tıp ilmi zor ilimlerden değildir. Kısa zamanda bu konuda sivrilmiştim. O derecede ki, tıp üstatları, büyük tıp adamları benden tıp ilmi okumaya başladılar. Bir yandan bunlara ders veriyor, bir taraftan da hastaları üzerime alıyor bunları tedavi ediyordum. Bu sıralarda kazandığım pek çok tecrübelerimle birçok ilaçların bulunmasına ve tespitine muvaffak oldum. Böylelikle tedavi yolları ve metodları tarif edilemez biçimde bana açılıyordu. Bununla beraber ben fıkıh derslerine de gidip geliyor ve fıkhî konularda münazara (bir tartışma sanatı) yapıyordum. Bu esnada ben onaltı yaşlarında bir çocuktum.

Sonra bir buçuk yılımı sırf tetebbû ve okumaya ayırdım. Mantık ilmini ve bütün felsefî ilimleri yeniden okudum. Ve bu müddet zarfında bir tek gece bile uyumadım. Gündüzleri de (mantık ve felsefeden) başka bir şeyle meşgul olmadım. Öğle vakti mantık ve felsefe (kitaplarını) önüme yığardım. incelediğim her delili (istidlal-akıl yürütme vb.) her meseleyi kıyas şekline koymaya çalışır ve kıyasta da öncülleri (mukaddeme) ve öncüllerin tertip ve sıralanma işini tesbit ederdim. Bütün meseleleri kıyas şekline koyduktan sonra, onları önümdeki kâğıtlara yazardım. Arkasından, sonuç verip vermeyeceklerini, verdikleri taktirde neticenin ne gibi şartlara tâbi, bağlı bulunduğunu birer birer gözden geçirirdim. Bu suretle meselenin hakikatına ererdim. Her ne zaman bir meselede şaşırır, kıyasta orta terimi bulamazsam; camiye gider, namaz kılar, her şeyi güzel yaratan

Yüce Allah'a dua eder, yalvarır, yakarırdım. Bu teslimiyetle, kapalı, karanlık görünen şeyleri bana aydınlatsın, zor gelen şeyleri kolaylaştırsın '(isterdim). Bu suretle müşkillerimi hallederdim."

Burada bazı meseleler vardır, bunları bir defa daha hatırlamakta pek çok faydalar vardır: İsmailliye mezhebi dâîleri (davetçi-propogandist) Ibn-i Sînâ'nın babasının evine gelip gitmektedirler. Bu suretle kendi inanç ve akide sistemi içinde ilim ve felsefe anlayışlarını telkin ve aşılama gayesi gütmektedirler. Nitekim kaynakların naklettiğine bakılırsa İbn-i Sînâ' nın babası ve kardeşi, onların görüşlerini kabul etmişlerdir. Ama İbn-i Sînâ hatta babasının ısrarına rağmen bu davetçilerin fikirlerini kabul etmemiştir. **"Çünkü onların nefs (ruh) ve akıl hakkmdaki düşünceleri İbn-i Sînâ'yı tatmin etmemiş, genel olarak da fikir sistemleri onun üzerinde hiç de hoş bir intiba ve tesir bırakmamıştır. Bu yüzden onları bütünüyle reddetmiştir.**

Yaşça çok genç ve toy olmasına rağmen İbn-i Sînâ'nın ortaya koyduğu bu kararlılık, onun ruhen ve ilim bakımından ne kadar olgun olduğunu gösterir sanıyorum. İbn-i Sînâ dokuz on yaşlarına geldiği zaman edebiyatı hemen hemen bütünüyle öğrenmiş, Kur'an-ı Kerim'i ezberlemiş yani Hafız-ı Kur'ân olmuştur. Onun bu hali de her türlü taktirin üstündedir.

O, Natili'den, aritmetik (Hind hesabı), mantık ve Öklides geometrisi almıştı. Bu dersleri alırken hocasıyla tartışmış, onun yanlışlarını çıkarmıştı. Bu suretle İbn-i Sînâ, Natilî'yi yetersiz ve aciz bırakırken, Natilî'de ona "Sen bunları kendin oku" der ve özellikle öklides geometrisinde şekillerle ilgili birçok meseleyi İbn-i Sînâ'dan öğrenir. Burada sanki Natilî talebedir de İbn-i Sînâ hocadır. Onun, bu şekilde, en zor ilimleri, en çetin meseleleri çözecek seviyeye gelmiş olması dikkat çekici bir hadisedir.

Ne kadar kabiliyetli ve güçlü olursa olsun, insanoğlunun gücü ve kuvveti de sınırlıdır. Onun için "pehlivansan, yiğitsen ölümü yen de görelim" denilmiştir. Burada her şeyin bir de zor hatta imkansız tarafı olduğu anlatılmak istenmiştir. Ama "dağ ne kadar yüce olsa, yol onun üstünden aşar" denilmekle de her şeyin bir çaresi olduğu vurgulanmıştır. Bununla birlikte doğmak ve ölmek gibi birtakım meseleler vardır ki bunlar insanı aşar. Onun için biz Müslümanlar, eli ayağı düzgün, hayırlı evlat vermesi, hayırlı bir ölüm vermesi, son nefeste imandan ayırmaması için Yüce Allah'a sığınırız. Tarlamızı süreriz, ekinimizi ekeriz, yani mahsul alabilmek için yapılması gerekli her şeyi yaparız. Ama sel, su baskını, kuraklık vb. afetlere uğramaması için Allah'a sığınırız, dayanınz. Gücü bize veren Allah'tır. Ta işin başında olduğu gibi, gücümüzün bittiği yerde bir başka ifadeyle işin bizi aşan kısmında da neticeyi Allah'tan bekleriz. Buna İslâm dininde tevekkül (Allah'a sığınmak, sonucu Allah'tan beklemek) denir. Böyle davranana da mütevekkil (Allah'a sığınan, neticeyi Allah'a bırakan) denir. Tevekkül, kadere inanmanın bir gereğidir. Mütevekkil insan kayıtsız şartsız Allah'a teslim olmuştur. Ulaştığı neticelere, başarılara sadece kendi gayretinin tabii bir mahsulü olarak bakmaz, Onları Allah'ın irade ve takdiriyle gerçekleşmiş olan başarılar olarak görür. Allah'ı her işinde yanında hisseder.

Tevekkül asla miskinlik, tembellik değildir. İslâm, tembelliği şiddetle yasaklamış, bunun aksine devamlı çalışmayı emretmiştir. Hz. Peygamber, devesini başıboş salıvererek Allah'a tevekkül ettiğini söyleyen kişiye: "Hayır, deveni bağla ondan sonra tevekkül et" buyurmaktadır. Zaten bir işe başlamadan, çalışmadan tevekkül mümkün değildir. Bir insan hiç çalışmadan kırk yıl Allah'a yalvarsa, bir tek kelime dahi öğrenemez. Bildiklerini de unutur.

İbn-i Sînâ: "Her ne zaman bir meselede şaşırır ve kıyasta orta terimi bulamazsam, hemen camiye gider namaz kılar ve her şeyi Güzel Yaratan Yüce Allah'a dua eder, yalvarır, yakarırdım. Bununla Allah'ın bana kapalı ve karanlık görünen şeyleri aydınlatacağına, zor gelenleri de kolaylaştıracağına inanırdım" diyor. İbn-i Sînâ güçlükle karşılaştığı her zaman camiye gittiğine göre, Yüce Allah onun duasını kabul ediyor, zorunu kolay; karanlığını aydınlık ediyordu. Demek ki İbn-i Sînâ ideal bir Müslüman çocuğu gibi, on-onbeş yaşlarındayken, birçok ilim dalında olduğu gibi tevekkülün de (Allah'a, sığınmak) şuuruna varmıştı. Buradan İbn-i Sînâ'nın "İmanınız varsa Allah'a tevekkül ediniz" (Maide 23), "Bir kimse Allah'a tevekkül ederse, Allah ona kâfidir" (Al-i İmran 159) gibi Kur'an âyetlerini ve Sevgili Peygamberimizin "Her kim Allah'a sığınırsa Allah onun her işine yetişir" mealindeki sözlerini (hadis) daima uyguladığı anlaşılıyor. Bunun için de, önce onun çok çalıştığını, ancak zorlandığı zamanlarda Allah'a sığınıp tevekkül ettiğini görüyoruz. Hz. Peygamber'in "Her kim Allah'a sığınırsa Allah onun her işine yetişir" sözündeki va'd ve müjde gereği Allah'ın ibn-i Sînâ'nın da imdadına yetiştiği, böylece İbn-i Sînâ için bütün karanlıkların aydınlık, bütün zorların kolaylık haline geliverdiği görülmektedir.

İbn-i Sînâ'nın çözülmesi zor meseleler karşısında camiye gidip problemi kolaylaştırıp çözmesinde yardımcı olması için Allah'a dua etmesi, onun çok dindar bir filozof olduğunu gösteriyor.

İbn-i Sînâ, daha onaltısında tıp ilminde o kadar sivrilmiş ve ilerlemişti ki tıp üstadları, tıp adamları ondan tıp okumaya başlamışlardı. Hastaların tedavisinde tecrübeye, deneye çok önem veriyor, böylece bütün tedavi yollan ve metodlarının kapıları kendisine açılıyordu. Anlaşılan tecrübe ile yeni orjinal ilaçlar buluyor, o zamana kadar tedavi edilemeyen hastaları ve hastalıkları tedavi ediyordu. Çok çalışması ve tecrübeye önem vermesi bu sayede yeni yeni tedavi şekilleri ortaya koyması onun uzun asırlar Batı'da ve Doğu'da biricik, emsalsiz bir hekim olarak hüküm sürmesini sağlamıştır.

İbn-i Sînâ anlatmaya devam ediyor:

"Geceleri evime dönüyor, önüme lambayı koyuyor, okuma ve yazma ile meşgul oluyordum. Ne zaman uyku bastırsa veya bir zaaf bir isteksizlik hissetsem, bir bardak şurup içerdim. Kuvvetimi topladıktan sonra tekrar okumaya başlardım. En hafif şekilde uyukladığımda dahi o problemleri aynen rüyamda görürdüm. Hatta, uykuda bir çok mesele çeşitli yönleriyle bana açık olarak çözülürdü. Bu durum, ben bütün ilimlerde olgunlaşıncaya, derinleşinceye kadar devam etti. Bu ilimlere, insan takati ve imkânları ölçüsünde vakıf oldum. O vakitde o çağda öğrendiklerimin hepsi, bugün bildiklerimden ibarettir. İlim konusunda bende bir artma olmamıştır. Ama mantık, fizik, matematik ilimlerini sağlamlaştırdım. Sonra, metafizik (ilm-i İlâhi) ilmine döndüm. (Aristo'nun) Maba'det-Tabîa (Metafizik) kitabını okudum. Fakat içindeki mevzuları anlayamıyordum. Yazarının (Aristo'nun) maksadı bana çok karışık geliyordu. Bu sebeple anlayabilmek için kitabı kırk defa okudum. Kitabı ezberlemiştim ama bununla beraber ne kitabı ne de yazarıntn maksadını anlayamıyordum. Bu yüzden ümidimi kesmiştim. Bu kitabı anlamak mümkün değil, diyordum. İşte bugünlerde bir ikindi vakti, sahaflar çarşısına uğradım. Bir tellalin elinde bir kitap vardı, kitabı tanıtıyordu. Sonra onu bana gösterdi. Fakat ben kesin bir tavırla kitabı geri çevirdim. Zira bu ilimde (metafizik) hiç bir fayda olmadığına inanıyordum. Bana, bu kitabı satın al, çünkü ucuzdur, onu sana üç dirheme vereyim, sahibi bunun parasına muhtaçtır dedi. Ben de satın aldım. Bu,

(Aristo'nun) "Maba'det-Tabîa" kitabının maksatları konusunda el-Farabî'nin (yazdığı) bir kitap idi. Hemen eve döndüm, kitabı çarçabuk okudum. Daha önce kırk defa okuyup anlayamadığım fakat ezberlemiş olduğum (Aristo'nun Metafiziğinin Maksatları) kitabının muhtevası, manası birden bana malum oldu, açılıverdi. Anlaşılmayan yeri kalmadı. Bu işe pek sevinmiştim. Bundan dolayı Yüce Allah'a şükretmek için ertesi gün fakirlere pek çok sadakalar verdim."

<u>Gençlik ve Olgunluk Devresi (M. 997 -1005)</u>

Onaltı-onyedi yaşlarında iken bu uyanık ve genç İbn-i Sînâ için Buhara Sultanı Nuh İbn-i Mansur'u tedavi etme fırsatı doğdu. Tedavi neticesinde sultanın kütüphanesine girebilecek, kitaplarından istifade edecekti.

Mevzuyu İbn-i Sînâ'nın kendisinden dinleyelim:

"Bu sırada Nuh İbn-i Mansur Buhara sultanı idi. Amansız bir hastalığa yakalanmıştı.

Doktorlar ona bir çare bulamıyorlardı. Bu doktorlar, benim pek çok tıp kitabı okumuş ve okutmuş olduğumu biliyorlardı. Bunlar, hükümdardan benim de çağrılmamı, tedavide hazır bulunmamı istemişler. Bunun üzerine ben de saraya gittim, sultanın tedavisine iştirak ettim. Neticede onun tedavisindeki hizmetlerimle sivrilip meşhur oldum. Birgün sultandan kütüphanesine girmek, kitapları tetkik etmek ve orada bulunan tıbba dair kitapları okumak için izin istedim. Bana izin verdi. Ben de hemen pek çok odası bulunan ve her odada birbiri üzerine yığılmış kitap sandıkları olan bir yere (binaya) girdim. Bir odada Arapça ve şiir kitapları, diğer (bir odada) fıkıh kitapları bulunuyordu. Aynı şekilde her bir odada diğer ilim dallarına ait kitaplar vardı. Bizden öncekilerin kitaplarını inceledim. İhtiyaç duyduğum kitapları istedim. Daha önce görmediğim; keza ondan sonra da (başka yerlerde) bulamadığım ve pek çok insanın ismini dahi duymadığı kitaplar gördüm. O kitapların hepsini okudum, çok istifade ettim. Böylece her adamın (her kitabın yazarının) ilim mertebesini de görmüş oldum.

Vaktaki onsekiz yaşına ulaşmıştım. Bu ilimlerin hepsini tamamladım. Çünkü o zamanlar ilmi ezberliyordum. Bu gün ise, (ilimler) bende olgunlaşıyor, derinleşiyor. İlim birdir, bir bütündür. O dönemden sonra benim için yeni bir şey olmamıştır.

Buhara'da (Sâmanoğulları sarayında bulunduğum sırada) yakınımda Ebu'l-Hüseyin el-Aruzî denilen bir adam vardı. Benden kendisi için bu ilimleri toplayan bir kitap yazmamı istedi. Ben de ilimlerin, toplanmış (el-mecmu') olduğu (kitabı) yazdım. Kitaba (el-Hikmetü'l-Aruziyye) diyerek o adamın adını vermiş oldum. Burada matematik dışında bütün ilimlerden bahsettim. O sırada yirmibir yaşındaydım.

Yine civarımda Ebu Bekr el-Berkî isminde bir adam daha vardı. Harizm doğumlu idi. Âlimdi; fıkıh, tefsir ve tasavvuf gibi ilimlerde eşi, emsali yoktu. Bu ilimlere düşkündü. Benden kendisi için kitapların şerhini (izahını) istedi. Ben de onun için aşağı-yukarı yirmi ciltlik (el-Hasıl ve'l-Mahsul) kitabını şerhettim. Onun için "bir de ahlâka dair el-Birr ve'l-İsm (İyilik ve Günah) isimli kitabı tasnif ettim. Bu iki kitap sadece onda (elBerkî'de) bulunmaktadır. Kendisi bu iki kitabı hiç kimseye ödünç olarak vermemiştir. Bu yüzden, o iki kitabı istinsah etmek (kopyesini çıkarmak, çoğaltmak) mümkün olmamıştır."

Seyahatler Devresi (M.1005-1014)

"Sonra babam öldü" Benim için ahval (durumlar) değişti, halden hale girdi. Sultanın hizmetinde bir vazife aldım. Ancak zaruretler beni Buhara'dan Gûrganc'a göçmeye mecbur etti. Orada (bu) ilimleri seven Ebu'l-Hüseyin es-Sühelî, vezir (bakan) idi. Onun vasıtasıyla emir Ali bin el-Me'mun'a takdim edildim. O sırada ben fukaha (hukukçular) kıyafetinde (olduğum için) başımdaki sarığın ucunu omuzlarımın üzerine salıvermiş vaziyetteydim Sonra bana, benim gibisini rahat rahat geçindirecek kadar bol bir maaş bağladılar.

Daha sonra birtakım zaruretler beni oradan (Gûrganc'dan) Fera'ya,) oradan Baverd'e, oradan Tûs'a, oradan Şakkan'a' oradan Semerkand'a, oradan Horasan'ın hudut başı olan Cacerm'e ve oradan da Cürcan'a aldı götürdü. Maksadım Emir Kâbûs ile görüşmekti. Ancak bu esnada Kâbûs yakalanmış, bir kaleye hapsedilmiş ve orada ölmüştü.

Bunun üzerine Dihistan'a' geçtim, burada zorlu bir has talığa yakalandım. Cürcan'a geri döndüm. Burada (Cürcan' da) daha sonra sadakatli talebem olacak olan el-Cüzcanî. benimle ilk defa karşılaştı. Kendi halimi dile getiren bir kaside yazmıştım. Bir beyti şöyle: Yüceldim (ilimle) sığacağım bir şehir kalmadı Arttı kıymetim, alacak hiç müşteri bulunmadı.

İbn-i Sînâ'nın vefalı öğrencisi Ebu Abid el-Cüzcanî'nin söylediğine göre, İbn-i Sînâ'nın kendi hayatına dair hikâye ettiği, şeyler burada nihayete eriyor. Bu sebeple buradan itibaren İbn-i Sînâ ile olan sohbetlerimizde onun ahvaline dair müşahade ettiğim (hususları) sonuna kadar ben hikâye edeceğim diyor. Cüzcanî'yi dinliyoruz:

"Cürcan'da Ebû Muhammed eş-Şirazî adında ilim âşığı bir adam vardı. Kendi yakınında İbn-i Sînâ için bir ev satın almış ve İbn-i Sînâ'yı oraya misafir etmişti. Ben (Cüzcanî) de her gün oraya gidip geliyor. el-Mecesti (Astronomi) okuyor ve man tık (kitabı) yazmak (dikte etmek) istiyordum. İbn-i Sînâ bana, "el Muhtasaru'l-Evsat fi'l-Mantık" isimli mantık kitabını dikte ettirdi. Ebu Muhammed eş-Şirazî için de "el-Mebde ve'l-Meâd ve el-Ersadü'l" Külliye adlı kitapları yazdı. Orada (Cürcan'da) "el-Kanun Başlangıcı" "d-Mecesti Muhtasarı" (özeti) gibi birçok kitap, ayrıca çok sayıda risale yazmıştır. Geri kalan eserlerini ise Arzı'l-Cebel denilen yerde kaleme almıştır."(el-Kıftî, İhbar, 417-418)

Yukarıdaki ifadelerden, İbn-i Sînâ'nın (M. 1012 senesinde geldiği) Cürcan'da pek çok risale ve eser verdiği, kalan kitaplarını da Arzu'l-Cebel'de yazdığı anlaşılmaktadır.

(İbn-i Sînâ'nın Hayatında) Büveyhîler Devresi

Bu devre (M. 1012-1024) tarihleri arasında geçen süredir. 980 tarihinde doğduğuna göre İbn-i Sînâ 32-44 yaş arasında bulunmaktadır. İbn-i Sînâ için bu devre oldukça sıkıntılı ıztıraplı bir manzara arzetmektedir. **Çünkü, siyasete, politikaya bulaşmaya başlıyor.** Önce, bir hükümdar ailesi olan Büveyhîler'e mensup bulunan Mecdüddevle'nin hastalığını Rey şehrinde tedavi ediyor. Bu sayede hanedanla arasında güzel münasebetler tesis ediyor, kuruyor. Bu güzel ilişkiler neticesinde vezir oluyor, savaşlara da katılıyor. Daha sonra vezirlikten alınıyor. Bir ara evi, varı-yoğu yağma ediliyor, hapse atılıyor. Sonunda İbn-i Sînâ, Büveyhîler'den nefret ediyor. Onlardan kurtulmak için Kâkûyîlere, hükümdar Alâuddevle'ye iltica etmek istiyor.

Bu hadiseleri talebesi Cüzcanî'den dinliyoruz:

"Daha sonra, İbn-i Sînâ (Cürcan'dan)' Rey'e gitti, esSeyyide ve onun oğlu Mecdüddevle zamanına ulaştı. Onlar da, İbn-i Sînâ'yı, beraberinde getirdiği ve kendi kadrini, kıymetini, değerini gösteren kitapları sayesinde tanıdılar. O günlerde Mecdüddevle, karasevda (melankoli) olmuştu. İbn-i Sînâ onun tedavisi ile meşgul oldu.

İbn-i Sînâ orada (Rey'de) el-Meâd isimli kitabı yazdı. İbn-i Sînâ, Hilal bin Bedr bin Hasanveyh'in (öldürülmesi) ve Bağdat ordusunun hezimetinden sonra Şemsüddevle ile müşavere edinceye kadar orada kaldı. Ama beklenmedik bazı sebepler İbn-i Sînâ'nın Rey'den çıkıp Kazvin'e, Kazvin'den de Hemedan'a gitmesini zaruri kıldı. Hemedan'da Kezibanveyh'in hizmetine girdi ve onun (saltanatta) baki kalmasının sebeplerini araştırdı.

Sonra Şemsüddevle ile tanıştı ve yakalanmış olduğu kulunç hastalığı sebebiyle, onun meclisinde hazır bulundu. Onu tedavi etti ve Allah onu sağlığına kavuşturdu. Bu başarısından ötürü İbn-i

Sînâ, o meclisten pek çok hediyeler ve kıymetli elbiseler kazandı. Orada geceleriyle birlikte kırk gün geçirdikten sonra kendi evine döndü. İbn-i Sînâ, Emirin yani Şemsüddevle'nin yakınlanndan oldu. Daha sonra, Emir (Şemsüddevle) İnaz (?) harbi için Karmisin'e hareket etti. İbn-i Sînâ da Şemsüddevle'nin hizmetinde sefere çıkmıştı. Fakat bozguna uğramış olarak Hemedan'a yöneldiler. Sonra da İbn-i Sînâ'dan vezirlik vazifesini üzerine almasını, deruhte etmesini istediler. O da bu vazifeyi kabul etti. **Fakat kendi hesaplarına onun vezirliğinden korktukları için askerler arasında İbn-i Sînâ aleyhine birtakım hareketler başgösterdi.**

İbn-i Sînâ'nın evini sardılar ve onu hapse attılar. Birtakım sebeplerle varını yoğunu, malını mülkünü aldılar. Emir'e (Şemsüddevle'ye) İbn-i Sînâ'nın öldürülmesi için şantaj yaptılar. Emir onun öldürülmesinden imtina etti ama, ayaklanan asilerin hoşnutluğunu almak

için de İbn-i Sînâ'yı devlet hizmetinden uzaklaştırmakta tereddüt etmedi. O da Şeyh Ebû Sa'd bin Dahdûk'un evinde kırk gün saklandı. Emir Şemsüddevle'nin kulunç hastalığı nüksedince, İbn-i Sînâ'yı istetti. O da emirin meclisinde hazır bulundu. Emir ondan çok özür diledi. Bunun üzerine İbn-i Sînâ da onun tedavisi ile meşgul oldu. Emir'in gözünde tekrar saygı değer, yüce insan mevkii kazandı. Böylece vezirlik ona ikinci defa iade edilmiş oldu." (Kıftî, İhbar, 419; Dairetü'l-Maarifi'lİslâmiye I, 204-205)

Burada dikkat çekici bazı hususlar vardır: İbn-i Sînâ âlim, ilim adamı çok yönlü bir bilge ve emsalsiz bir doktor olarak kaldığı müddetçe, en sade insandan tutunuz, en yüksekteki devlet adamlarına, hükümdarlara varıncaya kadar herkesten hürmet, sevgi ve itibar görmüştür. Bu ekseriya böyledir:

Nitekim, büyük Türk tarihçisi, hukukçu, âlim ve devlet adamı KemalPaşazâde (Tokat 1468 İstanbul

1534) başlangıçta, genç yaşında subay oldu. 24-25 yaşlarında iken bir gün Filibe'de bulunan sadrazamın (başbakan) meclisine girdi. Maksadı orada büyük akıncı beyi millî kahraman Mihailoğlu Gazi Alaaddin Ali Paşa'yı (1435-1507) görebilmektir. Tuna'yı 330 defa kuzeye doğru geçen ünlü akıncıyı hayranlıkla seyrederken, meclise devrin büyük bilginlerinden Molla Lütfi girdi. Sadrazam Molla Lütfi'ye bu ünlü akıncı beyinin üstünde bir yer gösterdi. Bu hadise Kemal Paşazâde'yi fevkalâde düşündürdü. Demek ki bilginlere, ilim adamlarına hürmet ve iltifat fazla oluyor en başa buyur ediliyorlardı. Bu itibarla kendisinin ünlü akıncı Mihailoğlu Ali Bey'in şöhretine ulaşması mümkün değildi. Ama çok çalıştığı takdirde ilimde bir Molla Lütfi'yi geçebilirdi. Bu sebeple subaylıktan ilim dünyasına geçti ve çok büyük bir âlim oldu. Yavuz Sultan Selim zamanında Anadolu Kazaskeri oldu. Yavuz, Kemal-Paşazâde'ye bilhassa ilminden ötürü büyük saygı besliyordu. Bu konuda Yavuz ile Kemal-Paşazâde arasındaki bir tarihi hadise, Mısır seferinden dönerken Kahire-Şam arasında cereyan etmiştir. Yavuz at üzerinde giderken büyük ilim adamı Kemal-Paşazâde ile sohbet ediyordu. Çamurlu bir sahadan geçilirken, Kemal-Paşazâde'nin atı sürçmüş ve yükselen çamurlar Hakan'ın kaftanına sıçramıştı. Büyük bilgin derin bir mahcubiyet içinde kalmış, telaşından özür bile dileyememişti. Fakat Yavuz: **"Bir âlimin atının ayağından sıçrayan çamur bana şeref verir. Öldüğüm zaman bu çamurlu kaftanı sandukamın üzerine koysunlar"**demişti.

Yavuz ölünce vasiyeti yerine getirilmiş, o zamandan beri çamurları ile muhafaza edilmiş olan kaftanı, sandukasının üzerine örtülmüştür. Bizilim adamlarına gösterilen hürmete, kendi tarihimizden (sayısız misaller arasından) birini misal vermek istedik.

Şimdi tekrar mevzumuza dönelim: En son İbn-i Sînâ'nın siyasete bulaşmadan, sadece bir bilgin, bir ilim adamı, bir hekim olarak kaldığı sürece herkesten saygı ve itibar gördüğünü söylemiştik. Ama aynı İbn-i Sînâ'nın siyasete karıştığı andan itibaren birtakım şantajlar, komplolarla karşılaştığını bunun neticesinde de hapislerde kaldığını, varını yoğunu kaybettiğini görüyoruz. Demek ki ekseri halde politika, mevki, mansıp, menfaat peşinde koşan insanların işidir. Bu insanlar İbn-i Sînâ gibi tam bilgin ve dürüst bir insanın kendi menfaatlarına zarar verebileceğinden korkmuşlar. Bundan dolayı onu birtakım tertip ve düzenlerle bertaraf etmişler. Böylece ondan geleceğine inandıkları zarardan korunma yolunu tutmuşlar. Sonunda İbn-i Sînâ da siyasete bulaşmanın cezasını oldukça ağır bir biçimde çekmiştir. El üstünde tutulan bir ilim adamı politikaya bulaşınca, devlet hizmetinden uzaklaştırılan, hapislerde ceza çeken bir insan oluvermiştir.

Cüzcanî anlatmaya şöyle devam ediyor:

"Daha sonra ben ondan (İbn-i Sînâ'dan) Aristo'nun kitaplarını şerhetmesini (izah ederek yazmasını) istedim. Bunun için, şu sıralarda boş vaktinin olmadığını söyledi. Bununla beraber, eğer razı olursan, (muhaliflerle tartışmaya girişmeden) benim nazarımda doğru olan ilimlerden bahseden bir kitap yazabilirim dedi. Ben de razı oldum. İbn-i Sînâ "Kitabü'ş-Şifa" adlı eserine, fizik (tabiiyyat)le başladı. İbn-i Sînâ el-Kanun'un birinci kitabını da yazmıştı.

İlim talebeleri, her gece onun evinde muhtelif dersler okurdu. Ben eş-Şifa okurdum. Benden sonra başkalarına el-Kanun okuturdu. Dersler bittikten sonra meşrubat ve dinlenme meclisi kurulur ve türlü türlü hanendeler, ses sanatkârları ortaya çıkardı. Tedrisin, (öğretimin) geceleri olması (İbn-i Sînâ'nın) gündüzleri hükümdarın işleriyle meşgul olmasından dolayı idi.

Bu minval üzere, bir müddet zaman geçirdik. Bilahare (Şemsüddevle), Târım Beyi'yle muharebeye çıkmıştı. Buraya yaklaştığı sırada İbn-i Sînâ'nın tavsiyelerine riayet etmemesi yüzünden yine şiddetli bir kulunç hastalığına ve başka hastalıklara tutuldu. Askerler onun hayatından ümitlerini kesmişlerdi. Bu sebeple kendisini sedye içinde (Hemedan'a) geri götürürlerken yolda sedye içinde öldü.

Şemsüddevle bu şekilde ölünce, oğlu Semâ Uddevle hükümdar oldu. Onun hükümdarlığı sırasında, İbn-i Sînâ'ya vezirlik teklif ettilerse de kabul etmedi. İbn-i Sînâ gizli surette (Kakûyîler hükümdarı) Alâüddevle ile mektuplaşarak, bu hükümdarın yanına gelmek arzusunu izhar etti. Bu esnada kendisi Ebu Gâlip el-Attar isminde birinin evinde gizlenmişti.

Ben, İbn-i Sînâ'dan Şifa kitabını tamamlamasını istedim. Ebu Gâlib'i rica etti, ondan kâğıt kalem istedi. O da kâğıt ve kalemi getirdi. İbn-i Sînâ aşağı-yukarı yirmi cüzde (bölüm, parça) açık bir ifadeyle temel meseleleri yazdı. İbn-i Sînâ ana meselelerin hepsini (müracaat edeceği esas kaynaklar ve faydalanacağı hiç bir kitap bulunmadığı halde) yazıncaya kadar orada kaldı. Sadece hafızasına ve bilgisine dayanarak bütün ana meseleleri tamamladı, yazdı.

Sonra İbn-i Sînâ bu cüzleri, (bölümleri) önüne koydu: Kâğıdı eline alıyor, her meseleyi derinlemesine inceliyor, incelediği her meselenin şerhini (açıklamasını) yapıyordu. (Şifa kitabı) için her gün elli varak yazıyordu. El-Hayevan (Zooloji) ve en-Nebat (Botanik) kitapları hariç et-Tabiiyyat (Fizik) ve el-İlâhiyât (Metafizik) kısımlarını tamamen

bitirdi. Sonra mantık kitabına başladı, ondan da bir cüz, bir bölüm yazdı.

Daha sonra, (Şemsüddevle'nin diğer oğlu ve Semâüddevle'nin kardeşi olan) Tâcülmüik; (Kâkûyî hükümdarı) Alâüddevle ile gizlice mektuplaştı diye Ibn-i Sînâ'yı suçladı. **Fakat İbn-i Sînâ bunu reddetti.** Ama Tâcülmüik iddiasında ısrar etti. Bazı düşmanları da onun aleyhinde bulundular. Bunun üzerine onu (İbn-i Sînâ'yı) aldılar Ferdecan (Nerdevan ?) denilen köye götürdüler, hapsettiler. **İbn-i Sînâ orada bir kaside (bir çeşit şiir) yazdı ki onun bir beytinde şöyle diyordu:**

Gördüğün gibi, hapse atıldım gün gibi aşikâr

Çıkmama gelince, bu ancak imkânsız bir karar.

(Türkçeye çevirdiğimiz bu beytin Arapçası şudur:

Dühûlî bi'l-yakîni kemâ terâ hu ve küllü'ş-şekki fl emri'l-hurüci)

İbn-i Sînâ dört ay mahpus kaldı, hapis yattı. Bu arada Alâüddevle Hemedan'a doğru yola çıkmış ve Hemedan'ı almıştı. Tâcülmüik ise bozguna uğramış ve aynı kaleye sığınmıştı. Sonra Alâüddevle Hemedan'dan geri dönmüştü. Bunun üzerine Şemsüddevle'nin oğlu (Semâüddevle) ve (kardeşi) Tâcülmülk Hemedan'a geri geldiler. Beraberlerinde İbn-i Sînâ' yı da Hemedan'a getirdiler. İbn-i Sînâ el-Ulvî? (el-Alevî ?) nin evine misafir oldu. Orada eş-Şifa adlı kitabın mantık bölümünü yazmakla meşgul oldu. Kalede (hapis) iken el-Hidâyât kitabını, Hayy Ibni Yekzan risalesini ve el-Kulunç kitabını yazmış idi. Ei-Edviyetü'l-Kalbiyye kitabını da Hemedan'a ilk gelişinde kaleme almıştı. Aradan biraz zaman geçtikten sonra, Tâcülmüik İbn-i Sînâ'ya birtakım güzel vaatlarda bulundu. Sonra da bu vaatlarından vazgeçti." (el-Kıftî. İhbar. 421)

Başta Tâcülmüik olmak üzere, Büveyhflerin itimad vermeyen davranışları, çeşitli vaatlarda bulunup arkasından vazgeçmeleri, Ibn-i Sînâ'yı hapsettirmeleri ve benzeri hadiseler İbn-i Sînâ'yı bıktırmış, bunaltmıştı. Bu yüzden İbn-i Sînâ onlardan kurtulmak, Hemedan'dan bir an önce uzaklaşmak istiyor, fakat bunu gerçekleştiremiyordu.

Gerçi İbn-i Sînâ her türlü şartta kitap yazabiliyordu. Nitekim, o dört aylık hapishane hayatında; el-Hidayât ve Kulunç kitabını bir de Hayy İbni Yekzan risalesini yazmıştı.

Allah'ın bir lütfü olarak, bir gün Kâkûyî hükümdarı Alâüddevle, Büveyhîler üzerine yürümüş (M. 1023), Hemedan'ı zaptetmişti. Semaüddevle ve Tacüddevle de, İbn-i Sînâ'nın hapis yattığı Ferezân kalesine kendilerini dar atmışlardı. Alâüddevle bu zaferden sonra İsfahan'a geri dönmüştü. Bunun üzerine Tacüddevle ve kardeşi İbn-i Sînâ'yı da hapishaneden çıkardılar ve hep birlikte tekrar Hemedan'a döndüler. İbn-i Sînâ ancak bu suretle hapisten kurtulmuş oldu. Ancak ne yaparlarsa yapsınlar, itimat telkin etmeyen, güven vermeyen, ne yapacakları belli olmayan bu adamlara (Tacülmülk v.b.) İbn-i Sînâ artık hiç güvenemezdi. O halde geriye bir an önce onlardan kurtulmak ve Alâüddevle'ye sığınmak kalıyordu.

İbn-i Sînâ'nın Hayatında Kâkûyîler Devresi (M. 1024 - 1037)

İbn-i Sînâ, büyük bir ihtimalle 1024 senesinde Hemedan' dan sessiz sedasız kaçıyordu. Beş kişiden teşekkül eden kafile tanınmamak için derviş kılığına girmişlerdi. Sonrasını, Cüzcanî şöyle anlatıyor:

"İbn-i Sînâ'ya İsfahan'a gitmek (göçetmek) düşüyordu. Bunun için İbn-i Sînâ, beraberinde kardeşi, iki köle ve ben bulunduğumuz halde, tanınmamak için sûfî (derviş) kıyafetine bürünerek yola çıktık. Yolda birtakım güçlüklerle karşılaştık. Sonra Isfahan yakınlarındaki Taberan'a gücün ulaştık. İbn-i Sînâ'nın arkadaştan ve Kâkûyîler hükümdarı Alâüddevle'nin yakınları ve has adamları bizi karşıladılar.[İbn-i Sina'nın İsfahan'da kendi arkadaşları ile hükümdarın yakınları tarafından karşılanması hadisesi bize, İbn-i Sina'nın Hemedan'dan kaçış planından ve gününden İsfahan'ın haberdar olduğunu göstermektedir.] İbn-i Sînâ'ya özel elbiseler ve binitler getirildi. Kunkünbet denilen mahallede Abdullah İbni Bâbî'nin evinde misafir edildi. Bu evde her türlü ihtiyaç duyulabilecek eşya ve âlet-edevât mevcut idi. İbn-i Sînâ Alâüddevle'nin meclisinde, kendi şanına yaraşır bir izzet ve ikram gördü. Burada Alâuddevle'nin emriyle cuma geceleri sarayda, muhtelif ilim dallarındaki bilginler, kendi aralarında mübahase (ilmi tartışma) de bulunacaklardı. İbn-i Sînâ da bunlardan biriydi. Münazara ve mübahase başlamıştı. İbn-i Sînâ bunların hepsine galip geldi. Bunların hiç biri İbn-i Sînâ'ya güç yetiremedi, onun karşısında bir varlık gösteremediler.

İbn-i Sînâ İsfahan'da "eş-Şifa" kitabını bitirmekle meşgul oldu. Eş-Sifa'nm mantık kısmını ve el-Mecesti kitabını tamamladı. Daha önce zaten Öklides'i ve Aritmetik'i ve Musikiyi özetlemişti. Matematik (er-Riyaziyât) in her kitabına ihtiyaç hissedildiği her yerde ilâvelerde bulunmuştu. El-Mecesti konusunda da görünüşleri farklı on şekil ilâve etti. £1Mecestî'nin sonunda astronomiyle ilgili daha önce hiç geçmemiş şeyler ortaya koydu. Öklides (geometrisinde) şüpheler, aritmetik konusunda kıymetli yenilikler, musiki alanında öncekilerin gafil olduğu (yeni birtakım) meseleler getirdi, keşfetti.

Böylece Botanik (en-Nebat) ve Zooloji (el-Hayvan) kısımları müstesna, meşhur eş-Şifa kitabı tamamlandı. Şu sebepten dolayıdır ki, botanik ve zoolojiyi, Alâüddevle'nin Sâburhast'a gittiği sene yolda yazmıştır. en-Necat kitabını da aynı şekilde (bu) yolda yazmıştır.

İbn-i Sînâ, Alâüddevle'nin sohbet arkadaşları (nedim) arasında bulunuyordu. Bunun için bu hükümdar (Hemedan) üzerine ikinci defa hareket ettiği vakit (İbn-i Sînâ) da kendisiyle yola çıkmış bulunuyordu. Bir gece Alâüddevle'nin huzurunda eski rasatlara göre yapılmış takvimlerde görülen hatalardan bahsedilmişti. Bunun üzerine Alâüddevle, Ibn-i Sînâ'ya, yıldızların gözlenmesi işiyle meşgul olmasını emretti. Ona bu konu için gerekli olacak her şeyin temin edilmesini sağladı. Ibn-i Sînâ işe başladı, ilgili âletlerin tedarik edilmesini ve bu hususta istihdam edilecek kimselerin bulunmasını da bana bıraktı. İşe başlanıldı ve bir kaç mesele tashih edildi düzeltildi. Ancak bir yerde kalınmadığından rasatlara muntazam olarak devam edilemiyordu.

İbn-i Sînâ, İsfahan'da el-Alâî kitabını yazdı.

Ben (Cüzcanî) İbn-i Sînâ'ya yirmibeş sene öğrencilik yaptım ve onun hizmetinde bulundum. Onun acaip yönlerinden birisi de eline yeni bir kitap aldığı zaman onu baştan sona okuduğunu hiç görmemiş olmamdır. O sadece kitabın en güç yerleri ve en lüzumlu meselelerini gözden geçirirdi. Kitabın yazarının o konuda ne dediğine bakardı. Böylece kitabın ve yazarının ilmîlik derecesini anlardı."

Görüldüğü üzere İbn-i Sînâ, bal alacağı çiçeği çok iyi bilen bir arı gibi, bir kitapta nerelere bakılır, en fazla nereler okunur, bunları çok iyi biliyor. Fakat fayda ummadığı yerlerle pek ilgilenmiyor ama her halükârda, her kitaptan, o kitabın bütün balını alıyor, götürüyor. Alâüddevle'nin huzurunda meşhur lisan âlimi el-Cübbaî ile yaptığı tartışma bize; İbn-i Sînâ'nın ilim öğrenme hususundaki üstün kabiliyeti, sür'ati ve iradesi konusunda kâfi derecede fikir vermektedir. Bu hadiseyi Cüzcanî'nin ağzından dinliyoruz:

"Bir gün İbn-i Sînâ Alâuddevle'nin meclisinde oturuyordu. (Lisan bilgini) Ebû Mansur el-Cübbaî de orada hazır bulunuyordu. Lisan mevzuunda bir mesele ortaya çıktı. İbn-i Sînâ mevcut bilgisiyle o mesele hakkında konuştu. Bunun üzerine el-Cübbaî İbn-i Sînâ'ya dönerek şöyle dedi: - Şüphesiz sen bir filozof (hakîm) ve hekimsin. Dil mevzuunda kendini dinletecek kadar bir şey okumadın-. Bunun üzerine İbn-i Sînâ konuşmaktan vazgeçti. Üç yıl boyunca lügat (Arap diliyle ilgili) kitaplan ziyadesiyle okudu, inceledi. Ebu Mansur el-Ezherî'nin "Tehzibü'l-Lüga" adlı eserini Horasan'dan getirtti. Bu yoğun çalışmanın sonucu İbn-i Sînâ (Arapça) dil konusunda eşine az rastlanır bir mertebeye yükseldi. Üç (adet) kaside yazdı. Bu kasidelerde, herkesin bilmediği, garip (zor anlaşılan, üstü kapalı) lafızlar kelimeler kullandı. Üç de kitap yazdı. Biri İbnu'l Amîd üslûbuyla, İkincisi es-Sâhip üslûbuyla, üçüncüsü ise es-Sâbî üslûbuyla yazılmıştı. (İbn-i Sînâ), bu kitapların ciltlenmesini ve ciltlerine de yıpranmış eski bir görünüş verilmesini emretti. Sonra da Alâüddevle'den bu ciltlerin Ebû Mansur elCübbaî' ye arzedilmesini, gösterilmesini istedi. Bu ciltler elCübbaî'ye sunuldu ve denildi ki: Biz bu kitapları av sırasında sahrada bulduk. Senin onlara bakman, onları incelemen ve içindeki konuları bize söylemen icap ediyor. Ebu Mansur elCübbaî onları inceledi fakat birçok yerlerini bilemedi, anlayamadı. Bunun üzerine İbn-i Sînâ ona:

-Senin bu kitapta bilemediğin her şey, lügat kitaplarından falan, falan kitabın falanca yerlerinde zikredilmiştir dedi. El-Cübbaî'ye en tanınmış birçok lügat kitabının (adını) sıraladı.

İbn-i Sînâ o lafızları, terimleri el-Cübbaî'ye tavsiye ettiği bu lügat kitaplarından öğrenip ezberlemişti. El-Cübbaî ise lügat, dil araştırmaları konusunda ölçüp tartmadan, gelişigüzel davrandığından, dikkatli ve güvenilir değildi. Bununla beraber el-Cübbaî bu risalelerin İbn-i Sînâ tarafından yazılmış olduğunu ve İbn-i Sînâ'yı bu risaleleri yazmaya, ilk karşılaşmalarında ona karşı yaptığı kırıcı davranışının sebep olduğunu anlamakta gecikmedi. Bundan dolayı özür diledi, böylece hatasını tamir etmek istedi.

İbn-i Sînâ bunlardan sonra Lisanü'l-Arap adını verdiği bir kitap daha yazdı. Lisan konusunda bir eşi bir benzeri daha yazılmamıştı. Fakat onu ölünceye kadar temize çekmedi. Bu yüzden (Lisanu'l-Arap adındaki) kitap müsvedde halinde kaldı. Hiç kimse de bu eseri temize çekmeye muvaffak olamadı." (Kıftî, İhbar, 422-423).

Hemen yukarıda gördüğümüz üzere İbn-i Sînâ, Alâüddevle'nin huzurunda lisan âlimi Ebu Mansur el-Cübbaî ile karşılaşmıştı. Orada lisanla ilgili bir mevzu geçmişti. İbn-i Sînâ, mevcut bilgisine dayanarak o konu üzerinde konuşmuş, el-Cübbaî de:

-Sen bir filozof (hakîm) ve hekimsin. Lisan konusunda sözünü dinletecek kadar pek bir şey okumadın diyerek İbn-i Sînâ'nın konuşmasına âdeta engel olmuştu.

Maruz kaldığı bu davranış üzerine İbn-i Sînâ sadece dile, lisana lügat kitaplarına ağırlık vererek, üç yıl boyunca devamlı lisanla, Arap diliyle ilgili kitapları okudu. O derecede ki o konuda üç kaside yazdı, farklı üslûplarla üç tane de kitap yazdı. Neticede bu kitaplar el-Cübbaî'ye gösterildi. Fakat o, kitapların muhtevasındaki birçok konuyu anlayamadı, bilemedi. İbn-i Sînâ da bu kitapların kaynaklarını birer birer el-Cübbaî'ye söylemiş ve onları (okumasını da) tavsiye etmişti.

Daha önce de temas ettiğimiz üzere, İbn-i Sînâ o eşsiz iradesi, hiç uyumayan, devamlı çalışan mesaisiyle; dimağında şimşekler çakan ateşli zekâsıyla bir ilmi, bir meseleyi ne kadar süratli, çabuk öğreniyor değil mi?

Nitekim bu hadise üç yıl gibi bir süre içinde Ibn-i Sînâ'nın lisan ilmini iyice öğrendiğini, hatta lisan âlimi el-Cübbaî'yi ilzam ettiğini (cevap veremez hale getirdiğini) onu, özür dilemek zorunda bıraktığını göstermektedir. Ayrıca İbn-i Sînâ yukarıda zikri geçen Lisanu'l-Arap isimli büyük bir lügat yazmıştır. Ama maalesef bu eseri kimse temize çekememiş, bu sebeple de ilim dünyası bu büyük eserden mahrum kalmıştır.

Eskiden, ilimle uğraşanların ekseriyeti bir veya bir kaç ilim dalında otorite haline gelirken, diğer ilim dallarıyla da ciddi olarak uğraşırlardı. Yani ilmi bir bütün olarak telakki ederlerdi. İbn-i Sînâ da bunlardan biriydi. Nitekim kendisi felsefe, mantık, tıp vb. ilimlerde büyük bir şöhrete sahipti, bir otoriteydi. Fakat (Arap dilinde, lisan ilminde olduğu gibi), diğer ilim dallarıyla da ciddi olarak meşgul olmuş ve eserler vermiştir.

Cüzcanî diyor ki: .... "İbn-i Sînâ yaptığı tedavilerle (tıp) konusunda pek çok tecrübeler kazanmıştı. Bunları el-Kanun kitabında yazmaya kararlıydı, niyetliydi. Bu tecrübeleri küçük kağıtlara kaydedip yazmıştı. Bunlar el-Kanun kitabı tamamlanmadan kayboldu. Bu tecrübeler cümlesinden olarak, bir gün başağrısına yakalanmıştı. Bu ağrının, başının üst kısımlarına inen bir maddeden neşet ettiğini, doğduğunu ve bundan başında bir şiş peyda olabileceğini tahmin etti. Bunu def etmek için bol miktarda kar hazırlattı. Karları sıkıştırttı, bir beze sardırıp başına koydurttu. Bu suretle ağrıyan yer kuvveten dirildi, takviye edildi. Neticede hastalık yok oldu, İbn-i Sînâ sağlığına kavuştu.

Bu cümleden olarak Harizm'de veremli bir kadın (vardı). Bu kadına hiç bir ilaç verilmemesini, sadece ve yalnız şekerli gûyengûbin'i (bal ile yapılan gül mürabbası) yemesini emretti. Israrla tavsiye etti. O kadın bundan bir müddet içmiş ve şifa bulmuştu."

Yukarıda zikredilen bu iki misalde, İbn-i Sînâ'nın tedavi konusunda edindiği tecrübelere dayanarak başağrısı ile veremli kadını nasıl tedavi ettiğini gördük.

Biz yine Cüzcanî'ye kulak verelim:

"İbn-i Sînâ Cürcan'da mantığa dair el-Muhtasaru'l-Asgar fi'l-Mantık'ım yazmıştı. İşte daha sonra en-Necat'ın başına koymuş olduğu (kitap) budur. Bu (el-Muhtasaru'l Asgar)m bir nüshasını Şiraz'da bulunan âlimler görmüş ve bunun bazı meselelerinde şüpheye düşmüşlerdi. Bu şüphelerini bir kağıda yazıp (İbn-i Sînâ'ya) gönderilmek üzere, bu âlimlerden biri olan (Şiraz) kadısına (Şeriat hakimi) verdiler. Kadı da bunu kendi yazdığı bir mektupla birlikte münazara ilmiyle iştigal eden, uğraşan (İbrahim İbn-i Baba ed-Deylemî)nin (İsfahan'da kalan) arkadaşı Şeyh Ebu'l Kasım el-Kirmani'ye gönderdi. Ve bunun vasıtasıyla İbn-i Sînâ'dan cevap istediler.

Şeyh Ebu'l-Kasım, bir yaz günü, güneşin solduğu gurup vakti İbn-i Sînâ'nın huzuruna girdi. Mektubu ve kâğıtları ona arzetti. İbn-i Sînâ, Şiraz kadısının mektubunu okuyup Ebu'l Kasım'a iade etti. İtiraz ve suallerin bulunduğu kâğıdı önüne koydu. Bir taraftan onlara bakıyor, bir taraftan da mecliste bulunanlarla konuşuyordu. Ebu'l-Kasım (oradan) ayrıldı. İbn-i Sînâ, bana kâğıt hazır etmemi emretti. Her biri on yaprak olmak üzere (fir'avni çeyreği = Rub'u firavni) ölçüsünde beş kıta (cüz, parça) kâğıt hazırladım. Sonra yatsı namazını kıldık. Mumlar (lambalar) getirildi. İbn-i Sînâ şurup hazırlanmasını emretti. Beni ve kardeşini de karşısına aldı, şurup içmeye buyur etti. O da, o meselelerin cevaplarını yazmaya başladı.

Gece yarısı olmuş beni ve kardeşini uyku bastırmıştı. Kendisi bize izin verdi.

Sabah olunca kapı vuruldu. (Açtığımızda) karşımızda Şeyh Ebu'i-Kasım'ın gönderdiği adamını, elçisini (gördük). Kendisini İbn-i Sînâ ile görüştürmemi istedi. Ben de onu İbn-i Sînâ'nın huzuruna çıkarttım. İbn-i Sînâ seccadenin üzerinde idi. Önünde de, o hazırlamış olduğum beş deste kâğıt duruyordu. Dedi ki -Onları al, Şeyh Ebu'l-Kasım el-Kirmani'ye götür ve Ona-: Cevapları, postacıyı geciktirmemek için acele verdiğimi, (Ebu'l-Kasım'ın kendisinin de böyle istediğini) söyle dedi. Onları kendisine götürünce Ebu'l-Kasım, (İbn-i Sînâ'nın) bu kudret ve sürati karşısında şaşırdı kaldı. Postacıya cevap kâğıtlarını verdi. Hayretinden de bu durumu postacılara anlatıyordu. Postacılar yola çıkmış Şiraz'a doğru hareket etmiş idiler. Bu hal halk arasında bir tarih (unutulmaz bir tarih) olmuştu."

(Kıftî, İhbar, 424).

Anlaşılan İbn-i Sînâ, ilmi öğrenmekte ne kadar sür'at ve kabiliyet sahibiyse, (istenildiği taktirde) mantık meseleleri gibi zor konulara da acele cevap vermek babında da aynı sür'at ve kabiliyete sahiptir. Yukarıdaki hadise bunu pek güzel göstermektedir.

Cüzcanî'nin dediğine göre:

"İbn-i Sînâ rasat esnasında (kullanılmak üzere) daha önce bilinmeyen birtakım âletler icad etmişti. Aynı konuda bir de risale yazmıştır. Ben (yani talebesi Cüzcanî) de sekiz sene rasatla meşgul oldum. Maksadım rasatlar (deneyler) sırasında, Batlamyus'un rasatlar konusunda söylediklerinin izah edilmesi, açıklanmasıydı. Nitekim bunların bazısı benim için açıklanmış oldu.

İbn-i Sînâ el-İnsaf (isimli) kitabını te'lif etmişti. Sultan Mes'ud'un İsfahan'a geldiği gün onun askerleri, İbn-i Sînâ'nın evini yağmaladılar. Bu kitap da yağma edilenler arasındaydı. Bu yüzden o eserden artık hiç bir eser (iz) kalmamıştır"

(cl-Kıftî, İhbar, 424-425)

İbn-i Sînâ'nın en büyük eserlerinden biri olan el-İnsaf yirmi bölümden meydana geliyordu. İbn-i Sînâ bu eserde Aristo'nun bütün eserlerinin bir nevi açıklamasını yapmıştı.

Cüzcanî diyor ki:

"İbn-i Sînâ, çok kuvvetliydi, bütün kuvvetleri âdeta kendi nefsinde toplamıştı. Şehvani kuvvetlerden biri olan cinsî (seks) kudret ise en kuvvetlisi, en üstünüydü. Onunla çok meşgul oluyordu. Bu yüzden de bünyesi (mizacı) etkileniyordu.

İbn-i Sînâ bünyesinin kuvvetine güveniyor, dayanıyordu. Ancak, İbn-i Sînâ, Alâüddevle, Babü'l-Kerh'te Tâş-Ferraş ile harbettiği sene kulunca yakalandı. Muharebede bir hezimet vukuunda kaçamamak korkusuyla, hastalığı süratle tedavi için bir günde kendisine sekiz defa hukne (lavman) yapıyordu. Bu yüzden barsaklarının bazı yerlerinde yaralar çıkmıştı. Ve bağırsaklarının ince zarları soyulmuştu. Bu hasta haline rağmen (Alâüddevle ile harekete mecbur kalıp, İziç tarafına doğru sür'atle yollandılar. Yolda (İbn-i Sînâ'ya) sar'a geldi. (Kulunç hastalığının böyle sar'aya sebebiyet verdiği olur.) Bunun neticesinde Ibn-i Sînâ yere yüzüstü düştü. Bu halde iken bile kendi kendini tedavi ediyor, kulunç hastalığından dolayı bağırsaklardaki artıkları dışarı atmak için kendi kendine hukne (lavman) yapıyordu. Konuyla ilgili olarak bir gün, iki dânık (denk) (bir dânık =1/6 dirhem) kereviz tohumu alınmasını emretti. Bunun, kulunçtan kaynaklanan gaz çokluğunu azaltmak için, hukne suyuna karıştırılmasını istedi. Fakat kendisinin hizmetinde bulunan bazı tabipler, onun lavman (hukne) ilacına (iki yerine) beş dânık kereviz çekirdeği atmıştı. Bunu kasten mi yoksa bilmeyerek mi yaptılar? Bilemiyorum. Çünkü ben orada değildim. Bu tohumların fazlalığından dolayı etkisi de artmış, bunun sonucu olarak da hastalık azmıştı. Aslında **İbn-i Sînâ sar'a sebebiyle (Masruzitûs) yiyordu.**

Kölelerinden biri kalkıp, masruzitusun içine fazla miktarda afyon atıverdi. İbn-i Sînâ da (bilmeyerek) bunu yemişti. Sebebi de İbn-i

Sînâ'nın hâzinesinden çok miktarda malı çalmış olmalarıydı. (Bir gün çaldıklarımızın cezasını çekeriz diye) İbn-i Sînâ'dan korkuyorlardı. Yaptıklarının akibetinden emin olmak için onun ölmesini istiyorlardı.

İbn-i Sînâ öylece hasta haliyle İsfahan'a getirildi. (Isfahan' da) kendi kendini tedavi etmeye çalışıyordu. O derece zayıflamıştı ki ayağa kalkacak takati kalmamıştı. Bu durumdayken bile kendini tedavi etmeye devam ediyordu. Sonunda yürümeğe muktedir duruma geldi. Ve Alâüddevle'nin meclisinde hazır bulundu. Fakat o bununla beraber ihtiyatlı davranmıyor, cinsî konularla alâkadar oluyordu. Hastalıktan da tam kurtulamamıştı. Hastalık (âdeta) bir geliyor bir gidiyordu.

DOKUZUNCU BÖLÜM

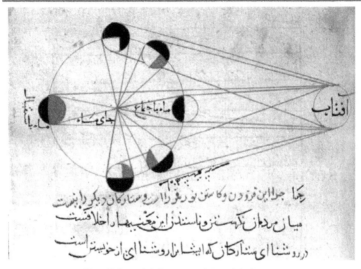

Biruni'nin ay tutulmasını anlatan çizimi

İBN-İ SİNA'DA NAMAZ VE ŞİFA BAĞLANTISI

İBN-İ SÎNÂ'NIN NAMAZ RİSALESİ

Hamd, O (Allah)a mahsustur ki, ilâhî hitabının şerefine mazhar kılmakla insanı yüceltmiş, müstesna bir mevki vermiştir. Ve ona yanlış akide ve inançlara karşı, müdafaa ve mücadele etmeyi, doğruya dost olmayı ve yakın olmayı ilham etti. O Allah ki, evliyasının (dostlarının) kalplerini kuvvetlendirmesi ve nurlandırmasıyla pâk ve temiz kıldı. Has (kıymetli) kullarının ruhlarını ve batınlarını (içlerini), onlara verdiği keşif ve kendisine yakınlığın lezzeti ile temizledi, saflaştırdı.

Yaratılmışlar silsilesinde insanlığı vasıta ve şaheser kıldığı için insan, bütün yaratılmışlardan üstün ve faziletli oldu. Yine bu sebepten dolayı (Allah), yaratılanlar arasında ancak beşeriyete hitap etti ve onu, ilâhî hitabına ehil ve âkil (akleden, kavrayan) kıldı. Gökleri ve yıldızları yoktan var, unsurları, madenleri, nebatları ve sonra da hayvan cinsini yarattı. Bunların arasından insanı, konuşma-idrak-fikir; fesahat ve belagatla hususileştirdi (diğerlerinden üstün kıldı). Bu itibarla, sair ekvan, insanın bakiyyesinden yaratılmış gibi oldu.

Bu sebeplerden ötürü, daimi Hamd, Allah'a mahsustur. Çünkü kendisine yalvarılmaya layık olan ancak O'dur. Salât, ta'zim (büyükleme) ve tekrim (ululama), Yaratılanların hayırlısı ve insana ait bulanıklıklardan arınmış ve bütün önceden gelenlerle sonra gelenlerin Ulu'su Hz. Muhammed'in ve onun ak-pâk olan âl'i ve ashabının üzerine olsun.

Allah'a hamdü sena ve Resûlüne salât ve selâmdan sonra derim ki:

Şefkatli kardeşim, Âkil dostum!

Namaz hakkında senin için bir risale yazmamı ve o risalede namazın emrolunan zahirine (dış görünüşüne) ve daha ziyade, istenen batınına (özüne) taalluk eden hakikatini açıklamamı ve namazın sayılarının şahıslar üzerine taalluk eden gerekliliğini ve lüzumunu, ruhanî hakikatlerinin kalpler ve ruhlar üzerine uygun gelmesini izah etmemi benden istedin. Bunun üzerine umduğun şeyi düşünmek ve istediğini yapmak hususunda gücümün yettiği kadar fikrimi sarf etmek bana pek hoş ve sevimli gelmiş olmakla; fayda veren bir ş&rih (açıklayıcı) gibi değil, faydalanan bir müctehid gibi bu şerhi yazmaya başladım. Ve beni doğru yolda yürütmesi için Yüce Allah'tan yardım diledim. Hatadan, ayak kaymasından, illet ve sebeplere dayanmasından dolayı paslanmış ve bulanmış fikirlerden Rabbime sığındım. Fikrim beni yorarsa (meydana gelecek) aciz, benim şânımdır. Keremini üzerime dökerse lütuf, O'nun şanıdır. Başarıya ulaştıran, Allah'tır. Doğru yolda yürütmek de ancak O'nun işidir.

Bu risaleyi üç kısma ayırıp, üç bölümde açıkladık.

Birinci bölüm: Namazın mahiyeti.

İkinci bölüm: Namazın zâhiri ve bâtını

Üçüncü bölüm: Namazın bu her iki kısmının birden kimlerin üzerine vacib olduğu ve iki kısımdan yalnız birisi üzerine vacib olup da diğer kısmı üzerine vacib olmayanın ve Rabb'ına dua edip yalvaran namazcının kimler olduğunun izahıdır ki bununla beraber risaleyi bitirmiş olacağım.

Namazın Mahiyeti:

Burada şu mukaddime (giriş)ye ihtiyaç vardır:

Allah Teâlâ Hazretleri, hayvanı yaratma silsilesinin sonunda, yani zatında yetkin olan akıllardan, mücerred (soyut) nefislerden, gezegen ve yıldızlardan, unsurlar, madenler ve nebatlardan sonra yaratmış ve şu yapma ve yoktan yaratma son bulunca, -yaratmaya cinsin en mükemmeli ile başladığı gibi yaradılışın dahi, nev'in en mükemmelinde son bulmasını istemiştir. Yaratmaya başlayışı akıl ile olduğu gibi, sonunun da akıl ile nihayet bulması için mahluklar arasından insanı seçmiş ve yaratmaya cevherlerin en şereflisi olan akıl ile başlayarak, varlıkların en şereflisi olan akıl ile yani insan ile son vermiştir. Buna göre yaratılışın fayda ve gayesinin ancak insan olduğu ortaya çıkmış bulunmaktadır.

Sonra şunu da bilmen lazımdır ki;

İnsan, başlı başına bir âlemdir. Varlıklardan her birinin kendi âlemlerinde birer mertebe ve dereceleri olduğu gibi insanın da fiilinde ve şerefinde kendine mahsus mertebe ve derecesi vardır.

Bir kısım insan vardır ki fiilleri meleklerin fiiline uygun olduğundan melek tavırlı olur. Bir kısmının işi de şeytanın işine uygun olduğundan helâk olur. Çünkü insan, tek bir şeyden hâsıl olmamıştır ki hepsine aynı hüküm verilebilsin. Aksine Cenab-ı Allah, insanı biri öbürüne benzemeyen birçok şeylerden, çeşitli karakterlerden meydana getirmiş ve cevheriyetini, basitlik itibariyle ruha, bulanıklık (karmaşıklık) itibariyle de bedene ayırmış; zahirine duyu, batınına aktl vermiş, sonra dışını beş duyu ile en mükemmel surette süslemiş ve içini ise en şerefli kuvvetlerle sağlamlaştırmıştır.

Yiyip içmekle bozulan kısımların tebdilleri, organların sağlığına kavuşturulması, hazım, cezb ve defi (dışarı atma), perhiz hususları için tabiî ruhu ciğere ve muvafık olan şeylere uymak, olmayanlara muhalefet etmek için gazab ve şehvet kuvvetlerine bağlı olarak hayvanî ruhu da kalbe yerleştirdi. Bu ruhu, beş duyunun kaynağı, hayal ve hareketin başlangıç yeri yaptı.

Sonra insanın nefs-i natıkasını dimağın en yüksek ve en münasip bir yerine yerleştirerek fikir, duyu, hafıza ve hatırlama kuvvetleriyle onu süsleyip akıl denen cevheri de onun üzerine musallat etti. Bu şekilde akıl denen cevher, vücut şehrinin emiri ve padişahı; kuvve (güç)ler, onun askerleri, müşterek duyu da ulağı oldu. Hiss-i müşterek (ortak duyu), akıl ile duyular arasında vasıta; duyular ise vücut şehrinin kapısına konulmuş casuslardır. Bunlar zaman zaman kendi âlemlerine yolculuğa çıkarlar. Kendilerinin ve muhaliflerinin şekillerinden düşüp ve dökülen şeyleri ve topladıktan duygulan, mühürlü, kapalı ve gizli olarak yükseltip, kuvve-i akliyyeye (akıl kuvveti) arz etmek için has ulağa (müşterek duyuya) ulaştırırlar. Ulak vazifesini yapar yapmaz akıl da o duygulardan kendisine uygun olanı uyarır, seçer; uygun olmayanı ise bırakır ve atar. Binaenaleyh, insan yüklendiği bu ruhlar ve kuvve (güç)lerle beraber bu âlem cümlesinden olup, bu kuvvetlerin her biri ile varlıklardan bir sınıfa ortak olmaktadır.

İnsan, hayvanî ruh ile hayvanlara, tabiî ruh ile nebatlara ortak olup, İnsanî ruh ile de meleklere uygun olmaktadır. Bu kuvvetlerden her birinin kendine mahsus bir keyfiyet (nitelik), kendilerine lâzım bir iş ve hareketi vardır ki bunlardan birisi ne zaman diğerlerine galip olursa insan, yalnız o galip olan şey ile, o galip olan vasıfla tanınır (tarif olunur). Nesebi, idraki ve duyusu itibariyle kendi cinsine birleşir, kendi cinsine kavuşur.

İnsanın her bir fiili için de hususî bir sevap, hususî bir fayda vardır.

Tabiî fiil, yalnız yemek, içmek, bedenin azalarını iyileştirme ve bedeni, mide ve mesane salgılarından arıtmaktan ibarettir. Diğer kuvvetlerin işinde, tabiî fiil için bir çekişme ve düşmanlık yoktur. Fiilinin faydası ancak bedene nizam, organlara ölçülülük ve cisme kuvvet vermektir. Bedenin nizamı ki etinin yağlılığı ve tavlılığında; cismin kuvvetlenmesinde ve uzuvların kalınlaşmasındadır. İşte bu nizam ancak, tabiî fiil demek olan yemek ve içmekle elde edilir. Bu fiilin sevabı, insanın ruhanî âleminde ne beklenilir ve ne de ümid edilir. Kıyamette de beklenilemez. Çünkü tabiî fiil, ölümden sonra dirilmez. Onun misali nebatlar (otlar) gibidir. Bir defa öldü mü, yıkılıp gider, yok olur ve bir daha dirilmez.

Hareket, hayal ve hüsn-ü tedbiri ile bütün bedenini korumaktan ibaret olan hayvanî fiilin gereği ve buna mahsus olan fiil, sadece şehvet ve gazabdır. Gazabı şehvetten bir şube, bir parçadır. Çünkü gazab zelil etmek, üstün gelmek ve zulmetmek ister. Bu sıfatlar, başkanlığın dalları, budaklarıdır. Riyaset (başkanlık) ise, şehvetin meyvesidir. Hayvanî ruha has olan fiilin aslı ve kökü şehvettir. Dalı ve budağı gazaptır.

Hayvanî fiilin faydası, gazap kuvveti ile bedenin korunması, şeheviyye kuvveti ile de nev'in (neslin) bekasıdır. Yani nev'i yaşatmaktır. Çünkü nev'i, devamlı doğumlarla baki kalır. Doğumlar ise şehvet kuvvesi ile muntazam olur. Beden, hıfz ile afetlerden korunabilir. Hıfz (koruma) düşmanlara galip olmak, zarar kapısını bağlamak ve bedenin zulüm ile zararlandırılmasını menetmektedir ki işte bu manalar gazap kuvvetine münhasırdır.

Bu hayvanî fiilin sevabı, emellerinin dünya âleminde meydana gelmesidir. Öldükten sonra bunun için bir sevap beklenemez. Çünkü bu hayvanî fiil de, bedenin ölmesi ile ölür gider. Hayvanî ruh kıyamette dirilmez. Zira o, diğer hayvanlara benzemektedir. Bundan dolayı Cenab-ı Hakk'ın hitabına mazhar olmak kabiliyeti de yoktur. Buna göre hitaba kabiliyeti olmayan, sevap da bekleyemez. Bu hayvanî fiilin bir feyz ve sevabı olmamasındandır ki öldükten sonra bir daha dirilmez. Ölünce, varlığı da ölmüş olur, saadeti de yok olmuş olur.

Nâtık (konuşan-akıllı) sıfatı ile sıfatlanan insanın fiiline gelince; hu fiil, bütün fiillerin en şereflisidir. Çünkü insan ruhu, ruhların en şereflisidir. Binaenaleyh insan nefsinin fiili, âlemlerdeki san'atları düşünmek ve varlıklardaki güzellikleri tefekkür etmektir. Yüce âlemi arzu etmektedir. Aşağı ve bayağı mevkileri, kötü ve adi yerleri sevmez. Çünkü o, en yüksek makamdan ve ilk cevherlerdendir. Yemek, içmek, öpmek ve cinsî münasebette bulunmak, onun şanından ve gerekli şeylerinden değildir. Aksine onun fiili, hakikatların keşfine bakmak, tam ve mükemmel bilgisi ile karışıksız ve safi zihni ile derin ve ince mânaları idrak etmek ve görmekten ibarettir. Kalp gözü ile iç âlemi levh-i mahfuzu görür, düşünür, her türlü mücadele ve gayret çareleri ile arzu ve istek hastalıklarından sıyrılır. Kâmil olan idraki ile, düzgün ve muhtevalı fikri ile diğer ruhlardan ayrılır. Bütün ömründe maksadı ve gayreti, mahsûsâtı (beş duyu ile duyulan, anlaşılan şeyler) süzmek, ma' kulâtı (akılla bilinenler) -metafizik âlemi idrak etmekten ibarettir.

Allah Teâlâ onu öyle bir kuvvet ile hususileştirmiştir ki diğer ruhların hiç birisi onun benzerine nail olmamıştır. O kuvvet, nutuk-akıl kuvvetidir. Çünkü nutuk, meleklerin lisanıdır. Meleklerin harfle söylenen sözleri ve lafızları yoktur. Belki onların kendilerine has olan nutukları vardır ki o da duyuşuz idrak, harfsiz ve sözsüz anlatmak ve anlamaktır. Binaenaleyh, insanın melekûta yani batın ve ruh âlemine nisbeti, mensup oluşu ancak nutuk vasıtasıyla muntazam olmuştur. Konuşma ve telaffuzdan ibaret olan nutuk, idrak manasına olan nutka tâbidir. Bu hakiki nutku bilmeyen kimse, hakkı ortaya çıkarmaktan ve anlamaktan aciz olur. İşte ruhun fiili, şu en kısa bir ifadeye sığdırdığımız şeydir. Bunun için pek çok izahlar varsa da biz özetledik. Çünkü bu risalede bizim maksadımız İnsanî kuvvetleri ve fiillerini açıklamak değildir. Bu mukaddimede yalnız muhtaç olduğumuz şeyi söyledik ve isbat ettik ve İnsanî ruha has olan şeyin ancak ilim ve idrak olduğunu bildirdik.

Bunun ise faydası pek çoktur. Bunlardan birisi, bir şeyi hatırlamak, tazarru (yalvarmak), taabbüd (kulluk etmek ve tanımak) dür. Çünkü insan Rabbini bildiğinde ve kendi bilgisi (aklı) ile Rabbının varlığını idrak ettiğinde ve müdrikesinde, zihn ile Rabbının varlığını idrak ettiğinde ve müdrikesinde, zihni ile Rabbmın lütfunu gördüğü vakitte, bu mahlukların hakikatlerini anlamak hususunda gök cisimlerinde ve gezegenlerdeki yaratılışı tam olarak görür ve müşahade eder. Zira bunlar fesaddan, bozuk düzen bir yaradılıştan ve çeşitli terkiplerden uzak bulunduklarından, yaradılmışların en tam olanıdırlar. Gök cisimleri için sabit olan bekâ ve idrâke; nefs-i natıkasında (idrak eden nefs) bir benzerlik görür. Yaradanı hakkında ve O'nun şanında tefekkür eder, derin derin düşünür. Bu suretle bilir ki halk -madde âlemive emir -nefs-i natıka ve ruh âlemiher ikisi de Allah'ındır. Nitekim bu mânada Allah Teâlâ şöyle buyuruyor: "Elâ lehulhalku vel emru" (Dikkat edin madde ve ruh âlemi Allah'ındır) ve yine bilir ki halk ve madde âlemine dökülen feyz, emir âleminden yani o ruhi cevherlerden iner. Bunu bildiğinden dolayıdır ki ruhî cevherler, mertebelerini idrak etmeye can atarlar.

O ruhî cevherlerin nisbetlerine yetişip kavuşmaya, onların mertebelerinde onlara benzemeye sabır ve kararı kalmaz; ızdırap duyar, devamlı yalvarmaya başlar, hayrette kalarak Hakk'ı zikreder. Hemen namaza ve oruca sarılır ve hayatını çokça sevap kazanmaya adar. Çünkü insanı ruh için sevap vardır. Zira İnsanî ruh, bedenin yok olmasından sonra baki kalır. Uzun zamanlar geçmesiyle çürümez. Ona çürümek yoktur. Ölümden sonra o dirilecektir.

Ben, ölüm ile ruhun cisimden ayrılmasını; ba's ile yani dirilmek ile de ferdi ruhun, ruhî cevherlere kavuşmasını kast ediyorum. Ruhun sevap ve mutluluğu, yeniden dirilmesidir. Yani ruhî cevherlere kavuşmadır. Sevap kazanması, fiiline göredir. Fiili olgun olursa çok sevap kazanır. Fiili noksan olursa, mutluluğu kısa, sevabı az olur; hüzünlü ve gamlı olarak kalır. Hayır!.... Belki hakir (bayağı, değersiz), düşkün ve sefil olarak bırakılır. Eğer hayvanî ve tabiî kuvvetleri, kuvve-i nutkıyyesine (İnsanî ruha) galip gelirse, öldükten-sonra şaşkın; dirildikten sonra ise azgın ve haylaz olur.

Kötü ve çirkin kuvvetleri az olur; ruhu, kötü fikir ve çirkin aşktan ayrılır ve zatı (özü) akıl ziyneti ile ilim gerdanlığı ile süslenir ve güzel ahlâkı ile ahlâklanırsa; lâtif ve temiz olur ve sevaba nail olup kavim ve kabilesi, hısım ve akrabası ile birlikte ahiretinde saadet içinde ebedî olarak yaşar.

Şimdi, bu mukaddimeyi bitirdikten sonra deriz ki;

Namaz: Namaz, nefs-i natıkanın, gök cisimlerine benzemesi ve ebedî sevap istemek için Mutlak olan Hakk'a tapınması demektir.

Rasûlullâh sallallâhü aleyhi ve sellem buyurdular ki: "Namaz dinin direğidir." Din, İnsanî ruhu şeytanın bulanıklıklarından, beşerî hatıralardan süzmek, temizlemek ve dünyaya ait kötü maksatlardan istek ve arzulardan yüz çevirtmektir.

Namaz ilk sebebe (Allah), yüce ve *en* büyük mabuda kulluktur. Bu itibar ve bu manaya göre Allah Teâlâ Hazretlerinin: "Ben insanları ve cinleri ancak bana ibadet etsinler diye yarattım." âyet-i kerimesindeki "liya'budûn" kelimesini, "liya'rifûn" (bilsinler diye) ile te'vil etmeye ihtiyaç kalmaz. Çünkü ibadet, İnsanî alâkalardan süzülmüş bir ruh ile ve beşerî bulanıklıklardan arınmış, pak ve temiz bir kalp ile ve Allah'tan başka bütün bağlardan kurtulmuş bir ruh ile Vacibü'l Vücûd'u bilmektir. Bu takdire göre:

Namazın hakikati:

Allahu Teâlâ Hazretlerinin bir olduğunu ve varlığının kendi zatından olduğunu; zatı (özü) ve sıfatlarının bütün noksanlıklardan uzak olduğunu bilmek ve kıldığı namazda ihlâsın (samimi bağlılık) ortaya çıkışma ve tecelli edişine şahit olmaktır.

İhlâs ile şunu kastediyorum:

Allah'ın sıfatlarını o şekilde bilmelisin ki, o vecihde ne çokluk için bir yol ve ne de (başka sıfatlar) izafesi için çıkacak ve kurtulacak bir yer vardır. Bu dediğimi yapan ve bu bilgiyi gerçekleştiren kimse, fiilinde ve amelinde ihlâs etmiş ve namazı **kılmış olur. O kimse sapıklık ve azgınlıkta** kalmaz. Bunu yapmayan **ve** bu bilgiyi uygulamayan kimse, iftira etmiş, **yalan söylemiş ve asî**olmuş olur. Allah Teâlâ bu iftiradan, bu yalandan ve isyandan uzak ve münezzeh **ve**mukaddestir. Alî ve kavî yüce ve güçlüdür.

Namazın Zahir ve Batına Ayrılması Beyanındadır:

Şu mukaddimeyi bildin ve namazın açıklaması ve ne olduğu hakkındaki sözlerimi anladınsa şimdi bil ki namaz, iki kısma ayrılmıştır:

1. **Zahirî (dış). Bu kısım riyazî (hesap, ölçü, vakit ve adetle ilgili)dir. Zahire ilişkindir.**

2. **Batınî (iç). Bu hakiki namazdır ve batına lazım gelir.**

Zahirî *namaz, şer'an (hukuken) kılınması* emrolunmuş ve nasıl kılınacağı bildirilmiş olan bir takım özel fiillerdir ki kanun koyucu yani Cenab-ı Hak, onu mükelleflere farz etmiş ve onu imanın kökü ve temeli kılmıştır. Rasûlullâh sallallâhü aleyhi ve sellem: "Namazı olmayanın imanı olmaz, emaneti olmayanın da imanı olmaz" buyurmuştur.

Zahirî namazın sayıları bilinir, vakitleri tayin edilmiş ve isimlendirilmiştir. Şeriat, onu ibadetlerin en şereflisi kabul ederek derecesini diğer ibadetlerin hepsinden üstün saydı. İşte riyazî olan bu zahir kısım, cisimlere bağlıdır. Çünkü bu kısır namaz, şekillerden, kıraat, rükû ve secde gibi rükünlerden r. aydana gelmiştir. Cisim de toprak, su ve ateş gibi unsurlardan ve rükünlerden ve bunların dışında bir takım benzer mizaçlardan meydana gelmiştir ki, bu da insan bedenidir. Binaenaleyh mürekkep (birleşmiş, terkib edilmiş) olan şey, mürekkep olan şeye bağlıdır. İşte kıraat, rükû ve sücuttan mürekkep olan, bilinen, tayin edilmiş bir dizi adetlere ve şekiller, yani namaz nefsi natıkaya gerekli olan ve gerçek namazdan bir eserdir. Bu namaza âlemin intizâmı için bedenlerin siyasâtı manasına câri olur. Namzaın bu belirlenmiş sayıları ise insanlığın kurtuluşu için İslâmiyet'in kabul ettiği hükümlerdendir. Çünkü şeriat hem ruhî hakikatleri, hem de bedenî faydaların yollarını açıklar.

Şeriat, namazı; insan ruhuna mahsus olan dua ve niyaz ile yüksek cinsine benzesin ve bu fiil ve sıfat ile hayvanlar ve diger canlılardan aynisin diye, âkil ve baliğ olan insana emretmiştir. Zira hayvanlar ilahî hitaba muhatap olmayıp, hesap ve cezaya da tâbi tutulmayacaklardır. İnsan ise ilahî hitaba mazhar ve muhatap olmuştur. Şer'î ve aklî emirlere itaatinden dolayı sevap verilir, itaat etmemesinden dolayı da cezayı hak eder, şeriat ise aklın izine tâbidir.

Kanun koyucu aklın, nefs-i natıkaya yalnızca, Allah'ı bilmekten ibaret olan hakiki namazı vacib kıldığını görünce, o namaza bağlı olarak bedene de zahirî namazı teklif etti. Ve hususi sayılardan terkib etti. Bu namazı en düzenli bir nizam ve en mükemmel bir şekilde ve gayet güzel bir şekilde tanzim ve tertip etti ki bedenler -her ne kadar mertebede ona uygun değilse de kullukta ruhlara uymuş olsun.

Yine şâri (kanun koyucu) insanların hepsinin akıllar derecelerine yükselemeyeceklerini, yüksek olan ruhî derecelere çıkamayacaklarını ve binaenaleyh onlara bir dinî hüküm ve tabii durumlarına aykırı olan mükellef tutacak bir bedenî ibadet lazım geleceğini bildi. Bu sebeple bir yol açtı ve insanları hayvanlara benzemekten korumak ve kurtarmak ve diğer hayvanlardan ayırmak için onların da görünüşleri ile ilgili ve her görenin gözünü dolduracak, hayret ve takdirini artıracak şekilde bulunan namazın vakit ve rek'atlerine mahsus olan sayılardan meydana gelen umumî bir ibadet esası kurdu. Bu hareket ve adetlere (namaza) bağlanmayı umuma emretti ve Cenâb-ı Rasûlullâh sallallâhü aleyhi ve sellem: "**Ben namazı nasıl kılıyorsam, siz de bende gördüğünüz gibi kılınız**" hadis-i şerifiyle namazın rükünlerine riayeti kesin olarak bize emir buyurdular.

Namazda, aklı olanlara gizli olmayan birçok maslahat (menfaat) ve umumî bir çok faydalar vardır. Bu maslahat ve faydaları bilmeyenler, bilgisizliklerinden dolayı her ne kadar ona yaklaşamıyorlarsa da bu fayda ve maslahat apaçıktır.

İkinci kısım namaz, batınî hakiki namazdır. Bu namaz, samimi ve saflaşmış bir kalp ve bütün arzuları terkedip temizlenmiş bir ruh ile Hakk'ı müşahede etmektir. İşte bu kısım, bedenî ibadet ve hissî olan bedenî rükünlere dâhil değildir. Ancak bu **namaz,** temizlenmiş hatıra ve baki ruhlar mecrasında cereyan eder.

Buna dayanarak Rasûlullâh sallallâhü aleyhi ve sellem çok defa bu hakikati idrak etmekle meşgul olduğu için, bu durum onu bazen namazın sayısına uymaktan alıkoymuş ve bazen namazı uzatmış, bazan da kısaltmıştır.(Seferde) Akla dayalı namaz, işte bu namazdır. Bu hususun isbatında akıl, Rasûlullâh sallallâhü aleyhi ve sellem'in şu hadisine dayanmaktadır: **"Namaz kılan Rabbine münacaat eder, yani Rabbı'na gizlice niyazda bulunur."**

Rabb'a dua etmenin bedenî uzuvlar ve hissî lisanlarla olmadığını âkil olan bilir. Çünkü böyle bir mükâleme (dialog) ve böyle bir dua, mekânda ve zaman içinde olan bir varlıkla olur. Hâlbuki Bir olan ve noksanlıklardan münezzeh olan Allah'ı mekân kaplayamaz. O, zamandan uzaktır. O'na herhangi bir yön tayin edilemez, sıfatlarından hiç biri değişmez ve hiç bir zaman zatı başkalaşmaz, bozulmaz. O halde duyulan, bedenî kuvvetleri ve cismi ile mekân ve zamanda bulunan, sınırlı, cisimden ve bir şekilden meydana gelen bir insan nasıl olur da bütün bunlardan uzak olan Yüce Allah ile karşı karşıya gelebilir?

Bütün sınırlar ve yönlerden münezzeh ve mukaddes, cemali görülemeyen bir zata nasıl münacaat olunabilir? Çünkü Mutlak Varlık olan Allah, fizik âlemi için gaybî bir varlıktır, duyuların O'nu hissetmesine imkân yoktur ve bir mekânda bulunmamaktadır. Halbuki cismin âdeti şudur ki, münacaatını ve bir arada olma işini ancak gördüğü ve işaret edebildiği kimse ile yapabilir. Kendisine bakamadığı ve göremediği kimseyi, gaib ve uzak sayar. Gaip ile münacaatta bulunmak ise muhaldir. Vacibü'l-Vücudun şu cisimlerden gaip ve uzak olması ise zaruridir. Çünkü cisimler, değişmeleri ve bedene sonradan gelen arazları kabul etmektedirler. Bu değişmeleri kabul eden cisimler, mekâna ve kendisini koruyan ve saklayan bir saklayıcıya muhtaçtırlar. Cisimler ağırlıktan ve yoğunlukları sebebiyle yeryüzünde sabit ve ber-karar olabilirler.

Kendilerini zamanın çevreleyemediği ve hiç bir mekânda bulunmayan ve kesafetten, yoğunluktan uzak bulunan müfret (tek-ferdî) cevherler bile (tezat) düşmanlığı ile anılan şu cisimlerden ve sıfatlardan çekinir ve kaçınırlar. Vacibü'l-Vücud (Allah) ise bütün ferdî cevherlerden çok yüce ve noksanlıklardan münezzeh olma yönünden pek yüksektirler. O halde duyulan ve cisimleri bulunan varlıkların onunla münacaat etmeleri ve birlikte olmaları nasıl doğru olabilir?

Şimdi Vacibü'l-Vücudun herhangi bir yönde ve mekânda bulunmasının apaçık bir muhal, imkânsız olduğu sabit olmuştur. Bu böyle olunca derunî mânalar ve zihnî, kalbî düşünceler konusunda, Hak Tealâ'ya zevahir-cismaniyet ile münacaat etmenin de muhaller muhali olduğu ortaya çıkmıştır. Bu taktirde Rasûlullâh sallallâhü aleyhi ve sellemin, "Namaz kılan Rabbına münacaat eder"manasındaki buyruktan; zaman ve mekandan uzak ve ayrı olan nefs-i natıkanın Hakk'ı bilmesine hamledilir. Bu nefisler, Hakk'ı akıl ile görürler ve ibadet edilmesi gereken Allah'ı, Rabbanî olan kalp gözüyle görürler, cismanî göz ile değil. Buna göre apaçık bir şekilde anlaşıldı ki; gerçek namaz, ancak kalp gözü ile müşahede ve sırf kulluktur ki bu da ilâhî sevgi ve ruhî görme (kalp gözü ile)den ibarettir. İşte bu açık ifadeden namazın iki kısım -zahir, batın olduğu anlaşıldığına göre; şöyle dememiz gerekir:

Şahısların, bir takım belirlenmiş hareketler, rükünlerle kıldıktan namazın riyazî olan zahirî kısmı; terkip edilmiş, sınırlı ve bayağı olan şu cüz'i cisimin; oluş ve bozuluş âlemimizde, faal akıl ile tasarrufta bulunan kamer (ay) felekine yalvarması, dua etmesi, arzu duyması ve beşer dili ile ona dua etmesinden ibarettir. Çünkü kamer feleği, varlıkları terbiye eden ve mahlûktan idare edendir. Ve yine zahirî namaz, namaz kılan kimsenin, bu âlemde yaşadığı müddetçe, zamanının afetlerinden korunabilmesi için kamer feleğine sığınması ve faal akıl ile kendisini muhafaza ve kulluk etmesinden ve ona benzemesinden dolayı hallerin intizamına riayet etmesini kamer feleğinden istemesi demektir.

Şekillerden ve değişmelerden ayn olan namazın hakikî, batınî kısmına gelince: Bu kısım, namaz kılanın, Allah'ın birliğini kalbi ile anlayan ve bilenin, nefs-i natıkası ile hiçbir yöne işaret etmeden ve bedenini karıştırmadan Rabb'ına yalvarması ve dua etmesidir. Aynı şekilde mutlak varlıktan, kendisini göstermesini ve bu müşahede sebebiyle ruhun olgunlaşmasını istemesi ve onu; Mutlak Varlığı bilmesi sebebiyle saadetinin tamamlanmasını dilemesinden ibarettir.

Aklî emir ve kutsal feyiz, samevî akıldan nefs-i natıka durağına işte bu namazla iner. Ve bedenî bir yorgunluk ve İnsanî bir teklif olmaksızın, nefs-i natıka işte bu kullukta mükellef tutulur. Namazı bu şekilde kılan kimse, hayvanî kuvvetlerden ve onun tabiî neticelerinden kurtulmuş, aklî derecelere yükselmiş ve ezelî sırları ve mânaları öğrenmiş olur. Cenab-ı Allah şu âyet-i celile ile, işte bu namaza işaret buyurmuştur: "Şüphesiz namaz, kötü ve haram şeylerden meneder. Allah'ı zikretmek, en büyüktür. Allah, yaptığınız ve işlediğiniz şeyleri bilir."

Bu bölüm önceki iki kısım namazdan her birinin kime ve hangi sınıfa vacib olduğunu bildirir:

Namazın mahiyetini anlatmak, kısımlarını izah *ve* her iki kısmı açıkladıktan sonra sıra, her bir kısmın kimleri ilgilendirdiğini ve hangi kimselere sahih (uygun) ve yeterli olduğunu bildirmeye geldi. Şimdi diyoruz ki -şefkatli dostum yukarıda kısaca izah ettiğimiz gibi insanda aşağı âlemden ve yüce âlemden şeyin mevcut olduğunu açıkça anladım. Buradan, namazın bedenî hareketlere ve ruhî hakikatlere ayrıldığı da ortaya çıkmış oldu. Bu her iki kısmın açıklamasını, bu risaleye layık olacağı surette kâfi miktarda bildirdik ve şimdi -bunu biraz daha izah ederek diyoruz ki:

İnsanlar kendisinde mevcut oian ruhî kuvvetlerin tesiriyle, farklı farklıdır. Kendisine tabiî kuvvetler (nebatî ruh) ve hayvanî kuvvetler (hayvanî ruh) galebe eden kimse, bedenine âşıktır. Bedenin düzenini, terbiyesini, sıhhatini, yemesini, içmesini, giymesini, menfaat cezbetmesini ve zararı uzaklaştırmasını sever. İşte bu kimse hayvanlar kısmından ve zümresindendir. Onun hayatı, bedeninin alışık olduğu şeylere düşkünlükle doludur. Vakitleri, şahsi işlerine bağlıdır. Yaratılışındaki hikmeti ve Hakk'ı bilmemektedir. Kendisi için gerekli ve üzerine vacip olan şu namazı kılmaya karşı tembellik etmeye hiç bir cevaz, izin yoktur. Üzerine vacib olan şeyi yapmaya cüret eden kimse, kanuni yönden sorguya çekilir ve o vacibi yapmaya zorlanır ki faal akla ve devreden feleke yalvarma, arzu ve sığınma kaybolmasın. Bu suretle faal akıl, onun üstüne kendi kereminden feyzini döksün ve varlığı azabından onu kurtarsın, bedeninin arzu ve isteklerinden kurtarsın ve isteklerin gayesine ve sonuna ulaştırsın. Çünkü o kimseden, faal aklın feyz ve merhametinden azıcık bir hayır (iyilik) kesiliverirse o kimse, kötülük ve fenalığa koşup, sürüklenir; yırtıcı hayvanlardan daha aşağı derecelere düşer.

Fakat ruhî kuvvetleri, cismanî kuvvetlerine galip gelen kuvve-i nâtıkası, arzu ve isteklerine hâkim olan, nefsi, dünya meşguliyetlerinden ve süflî (bayağı-aşağı) âlemin engellerinden sıyrılıp kurtulan kimse ise hakiki olan emir ve ruhanî olan kulluğa ulaşmıştır.

Anlattığım bu saf namaz, vaciplerin en şiddetlisi ve farzların en kuvvetlisi olarak işte bu kimse üzerine vaciptir. Çünkü bu kimse, nefsinin paklığı ve temizliği ile Rabb'inin feyzine kabiliyet kazanmış ve hazırlanmıştır. Bu kimse, yüzünü Rabb' inin aşkına çevirir ve ibadetlerinde güçlük ve zorluklara katlanırsa; bütün iyiliklerin en yüksek mertebeleri ve ahirete ait bütün mutluluklar ona ve onun tarafına koşarlar. Yani o kimse iki âlemde de mutlu olur.

O kadar ki, o kimse, cisminden ayrıldıkça ve dünyadan uzaklaştıkça Rabb'ını müşahade eder. İlâhî huzura kabul edilir. Kendi cinsinin yani mes'ut ruhların komşuluklarının lezzetiyle lezzetlenir ki bu komşular melekût (ruhlar âlemi) sakinleri ve ceberût (ilahî isim ve sıfat âlemleri) âlemlerinin şahıslandırlar.

İşte bu namazdır ki, en Ulumuz ve dinimizin muktedası, önderi olan Hz. Muhammed sallallâhü aleyhi ve sellem üzerine, peygamberimizin bedeninden soyunduğu, arzularından arındığı bir gecede (Miraç) vacip olmuştur. Bu sırada onunla beraber beşeriyet izlerinden hiç bir şehvet ve tabiat gereklerinden hiç bir kuvvet baki kalmamıştı. Ruhu ve aklı ile Rabb'ına münacaat etti ve dedi ki:

"Ya Rab! Bu gecemde garib ve anlatılmaz bir lezzet buldum. O lezzeti bana daimi olarak ver ve beni o yola sok ki, o yol beni her vakit bu lezzete ulaştırsın!"Bu niyaz ve istek üzerine Allah ona namazı emretti ve buyurdu ki: "Ya Muhammed! Namaz kılan, Rabb'ma münacaat eder."Rabb ile gizlice konuşur.

Binaenaleyh, zahirî namaz kılanların namazdan aldıkları zevk ve nasip az, batınî ve hakikatli kılanların zevk ve nasibi ise pek çok ve tamdır. Nasibi en tam olanın sevabı da en mükemmeldir.

Pek acele yazdığım bu risalede, namaz hakkında kısaca söylemek istediğim şey, bundan ibarettir. Namazın mahiyetini ve her iki kısmını izah ve açıklamaya almaktan uzun süre çekinmiştim.

Fakat gördüm ki halkın ukalâ geçinenleri namazın zahirine karşı tembellik etmekte; batını ise hiç düşünmemektedirler. Bunu görünce namazın mahiyetini açıklamaya ve anlatmaya lüzum hissettim. Şunun için: Aklı olan düşünsün ve namazı iyice incelesin ve araştırma konusu yapsın ve riyazî kısmının kime vacip, ruhanî kısmının da kimi ilgilendirdiğini bilsin; olgun ve faziletli akıl sahibine kulluk yoluna girmek ve namaza devam etmek kolay olsun. Rabb'ma münacaatında sözü ile değil özü ile ten gözüyle değil can gözüyle, hissi ile değil sevgisi ile ve iç duygusu ile lezzet alsın.

Rabb'ını şahsı ile isteyip, gözü ile görmek isteyen ve kulluğunda ve münacaatında hissi ile cismi ile hareket eden kimse gururludur, aldanmıştır. O kimsede Allah'ın bilgisinden iz yoktur.

Şeriat emirlerinin hepsi, şu risalede şerh ettiğimiz şekilde cereyan etmektedir.

Hususî ibadetlerin hepsini sana bu şekilde açıklamak istemiştik. Fakat her bir kimsenin bilgi sahibi ve haberdar olması doğru olmayan şeylerden bahsetmek bize müşkil ve zor göründü. Bundan dolayı yalnızca namaz hakkında açık ve doğru bir taksim ortaya koyduk. Hür olana işaret kâfidir.

Nefsinin arzu ve hevası kendisini azdırmış ve kalbi tabiat mührü ile mühürlenmiş olan kimselere bu risalenin gösterilmesini yasaklıyorum. Çünkü erkekliği olmayan, cinsî lezzeti tasavvur edemez. Anadan doğma kör, bakma ve görme lezzetine inanamaz. Engellerin çokluğu ve boş zamanımızın azlığına rağmen şu risaleyi yalnız Allah'ın yardımı ve sonsuz olan büyük lütfü ile yarım saatten daha kısa bir zamanda yazdım. Risaleyi tetkik edenlerden ve üzerine akıl feyzi ve *adalet* nuru dökülenlerden beni mazur görmelerini ve kendilerine bir zararımın dokunmasından emin olsalar bile yine de sırrımı yaymamalarını ve herkese söylememelerini dilerim. Çünkü her hal ve şan, Yaratanla beraberdir. Benim durumumu ve şanımı ancak Yaradanım bilir, başkası bilmez. Hamd ve sena âlemlerin Rabb'ı olan Allah'a mahsustur.

İBN-İ SİNA'NIN RUH İLE İLGİLİ KASİDESİ

Kaynakların bir kısmında ise **el-Kasidetü'r-Ruhiyye, el-Kasidetü'n-Nefsiyye, el-Kasidetü'r ruhaniyye** şeklinde geçmektedir. Bu isimlendirme ise kasidenin muhtevasından ilham alınarak yapılmıştır. Bu kaside İbn Sînâ'nın nefs hakkında görüşlerinin bulunduğu temel kaynak olmadığı gibi gerek muhteva ve gerekse üslup açısından İbn Sînâ'nın diğer eserlerinden farklı bir tarzı olduğu muhakkaktır.

Ruh kasidesini İbn Ebi Usaybia (Ö: M.1270) Uyûn'ül-Enba'sında İbn Sînâ'nın eserleri arasında vermektedir. Burada kaside'nin metnini de 19 beyit olarak vermektedir.

Keşfü'z-Zünun'da ise kasidenin 30 beyit olduğu ifade edilmekte olup kasidenin metni verilmemiştir. Yalnızca kaside üzerine yapılmış birçok şerh olduğunu belirtilerek sadece sekiz şerh hakkında bilgi verilmiştir.

İbn Hallikan Vefeyatü'l- Ayan'da kasidenin metnini onaltı beyit olarak vermektedir.

Beyhaki'nin Tarihü'l- Hükema'sında kasideden sadece isim olarak bahsedilmektedir.

XX. yüzyılda İbn Sînâ'nın eserleri hakkında yapılan bibliyografik çalışmalarda kasidenin yazma nüshaları ve kaside üzerine yapılan şerhler hakkında bilgiler verilmiştir.

TÜRKÇE MEÂLİ

1. Beyit:

"Kül rengi bir güvercin, izzet sahibi ve kendisine uymayan her türlü sıfattan uzak olarak en yüce bir yerden sana indi."

2. Beyit

"Onunla ârifin gözü arasında perde vardır, ârif onu göremez. Fakat o yüzünü açmıştı, yüzünde peçe yoktur."

3. Beyit

"Seninle buluşmak onun için bir hayli zor olmuştur, ancak senden ayrılmak da onun için zordur, ayrılışı üzüntülü olacaktır."

4. Beyit

"Güvercin, başlangıçta beğenmedi, ısınamadı; ancak seninle birleştiği zaman buna alıştı, bomboş, ıssız ve susuz bir harabe ile ünsiyet kurdu."

5. Beyit

"Bedenle ilişkisi sebebiyle sanırım, nefs ilk bulunduğu yerde verdiği sözleri, yaşadığı âlemdeki hatıraları ve mevkileri unutmuş gibidir."

6. Beyit

"Öyle ki, kendi merkezinin "mim"inden kopup inişin "he" si ile buluşuverdi."

7. Beyit

"Böylece sakîl'in "S"si onunla ilişkiye geçince önemli yerler ile ören yerler arasında kalıvermiştir."

8. Beyit

"Saflığını koruyacağına dair verdiği sözü hatırladıkça gözlerinden akan yaşlar hiç durmuyordu."

9. Beyit

"Güvercin, dört rüzgârın muhtelif yönlerden eserek karmakarışık ettikleri yurtta bulunan tek tük eserler üzerinde fasılasız dertli dertli öter."

10. Beyit

"N'eylersin ki sık örgülü ağ ve bazı eksiklikler güvercinin mutluluk veren o geniş zirveye yükselmesine engel olmuştur."

11. Beyit

"Nihayet bedenden ayrılıp asıl vatana yolculuk zamanı gelip çatmış, o geniş uzaya doğru göç yola koyulmuştur."

12. Beyit

"Güvercin geride kimsenin değer vermediği ve toprak olmak üzere bıraktığı her şeyden ayrılmıştır."

13. Beyit

"Güvercin o andan itibaren şakımaya başlar daha önce uykulu gözlerle göremediği şeyleri görür."

14. Beyit

"O, yüksek bir dağın tepesinde şakımaktadır, çünkü ilim yükselmeyeni aşağıda olanları yükseltir."

15. Beyit

"O güvercin en yüksek âlemden aşağı nasıl inmiştir ve niçin bu aşağı çukurlara düşmüştür?"

16. Beyit

"Eğer Allah ruhun kemâl sahibi olmak gibi bir hususdan başka bir gaye için indirmişse bu hikmetin ne olduğunu bilen hiç kimse yoktur."

17. Beyit

"Eğer onun düşüşü duymadıklarını işitmek için kaçınılmaz bir sonuç idiyse;"

18. Beyit

"Ve güvercin, iki dünyadaki bütün gizlilikleri öğrenip ana yurduna bilgin olarak dönmek üzere indiyse eğer, açığı bir türlü kapanmamıştır."

19. Beyit

"Zaman bu konuda onun yolunu kesiverdi, öyle ki bir daha doğmamak üzere batıp gitti."

20. Beyit

"Adeta o bedende parıldayan bir şimşekti, sonra sönüverdi, sanki hiç parıldamamıştı..."

21. Beyit

"Benim araştırdığım şeyin cevabı ile nimetlendi ve ilim ateşi alevlendi."

ONUNCU BÖLÜM

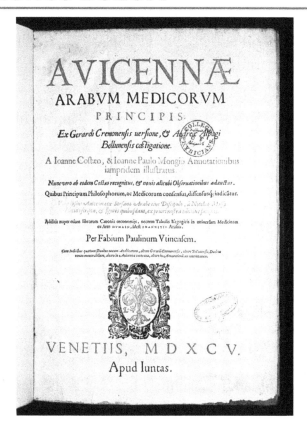

ÖZETLE İBN-İ SİNANIN BİLİME KATKILARI

Felsefe

İbni Sina felsefesi, düşüncesi, varlık anlayışı bakımından örnek bir Ortaçağ filozofudur. Felsefesinde, deney ve akla dayanan duyularla edinilen akıl verilerini akıl ilkelerine göre değerlendiren, açıklayan bir anlayış görülür. Aristoteles'in görüşlerini benimsemiş, felsefeyi iki bölüme ayırmıştır: (kuramsal) hikmet, doğa felsefesi, matematik ve metafiziğe dayanan felsefeyi içerir. Bu alandaki felsefe dallarının temel konusu bilgidir. (uygulamaya ilişkin) hikmet, üçe ayrılır: Siyaset ya da medeni hikmet; iktisat ya da ev hikmeti (el-hikmet ül-menzili-ye); ahlaksal hikmet (el-hikmet ül-hulkiye). Daha çok eyleme dayanan bu üç bölümün konuları ve inceleme alanları ayrıdır.

Din

İbni Sina, dini bağımsız bir bilgi alanı olarak ele almış, dinle felsefeyi bağdaştırmaya çabalamış, din felsefesini dört temel konuda toplamıştır: Yaratılış; ahiret; peygamberlik; Allah bilgisi. Tasavvuf. Yeni eflatuncu Plotinos'un etkisinde kalan İbni Sina, İslâm ile yeni eflatunculuğu bağdaştırmaya çalışmıştır. Ona göre tasavvufun temeli "aşk"tır. İnsan aşk aracılığıyla sınırlı varlığından kurtularak sonsuzluğa yükselir. İnsan gerçek kaynağı olan Allah'a feyz ve sudur basamaklarını tırmanarak ulaşabilir; öz kaynağına döner. Her şeyin kaynağı, insan varlığının özünde sürekli bir eylem biçiminde varolan "aşk"tır. Tasavvuf, "aşk"ın dışa vuruluşu, belirli bir düzene göre ortaya konuşudur.

Metafizik

İbni Sina bu alanda kendisinden önceki filozofların görüşleri ile kelam-cılarınkini uzlaştırmaya çalışmış, Aristoteles'in metafiziği ile kelamcıların ve yeni eflatuncuların düşüncelerini birleştirerek yeni bir bireşim ortaya koymuştur. İbni Sina'ya göre metafiziğin temel konusu, "vücudu mutlak" olan Allah ile yüce varlıklardır. Vücut (var olan) üçe ayrılır: Olası varlık ya da ortaya çıkan ve sonra yok olan varlık; olası ve zorunlu varlık (tümeller ve yasalar evreni, kendiliğinden var olabilen ve bir dış neden sayesinde gerekli olan varlık); özü gereği gerekli olan varlık (Allah). Varlık'ı temel konu alan metafizik, gerekli bir bilim dalıdır.

Mantık

İbni Sina'ya göre mantık, araç (alet) bilimidir. Ruhbilimden doğar ve onun kurallarını alır. Temel konusu, düşüncenin kararlarını bulmak, bunlar arasında bağlantı kurmak ve doğru düşünmeyi insanlara göstermektir. İbni Sina, önce kavramları inceler ve onları ikiye ayırır; Açık belirleme (el-mantık biddelale); kapalı belirleme (el-menfhum biddelale).,' Mantığın en önemli bölümü tanımdır. Tanımda iki temel ilkenin ("cins", "fark") varlığına inanan, İbni Sina, kesin ve eksiksiz tanımın, yakın cins ile öz farkların birleştirilmesi sonucu yapılabileceğini öne sürmüştür.

Ruhbilim

İbni Sina, ruhbilimin, metafizik ile fizik arasında bağlantı kuran ve bu iki bilimden de yararlanan bir bilgi alanı olduğunu savunmuş, ruhbilimi üç ana bölüme ayırmıştır: Akıl ruhbilimi; deneysel ruhbilim; tasavvuf ya da gizemci ruhbilim.

Akıl

Bu konudaki görüşleri Aristoteles ve Farabi'den farklı olan İbni Sina'ya göre, akıl 5 çeşittir; bilmeleke (ya da olası) akıl (açık seçik ve zorunlu olanları bilebilir); he-yulâni akıl (bilmeyi ve anlamayı sağlar); kutsi akıl (aklın en yüksek aşamasıdır; her insanda bulunmaz); muste-fat akıl (kendisinde bulunanı, kendisine verilen "makûllerin "suref'lerini algılar); bilfiil akıl ("makûl'leri, kazanılmış verileri kavrar). İbni Sina, akıl konusunda, Efla-tun'un idealizmi ile Aristoteles'in deneyciliğini uzlaştırmaya, birleştirici bir akıl görüşü ortaya koymaya çalışmıştır.

Bilgi

Ana kaynağı sezgi olan bilgi, genel kesin ilkelere dayanmalıdır. Sezgi aracılığıyla algılanan veriler, sonuçlama yoluyla ("el-istintaç") bilgiye dönüşür. İbn-i Sina'nın bilgiye ilişkin görüşleri idealisttir; ama bilginin doğuşunda deneyin oynadığı rolü de gözden uzak tutmamıştır.

Bilimlerin sınıflandırılması

İbni Sina'ya göre bilimler madde ve biçim ilişkisi bakımından üçe ayrılır: Doğa bilimleri ya da aşağı bilimler (el-ilm ül-esfel), maddesinden ayrılmamış biçimlerin bilimidir; metafizik (mabad üt-tabia), mantık ya da yüksek bilimler (el-ilm-üll-âli), maddesinden ayrılan biçimlerin bilimleridir; matematik ya da orta bilimler (el-ilm ül-evsat), ancak insanın zihninde maddesinden ayrılabilen, bazen maddesiyle birlikte, bazen ayrı olan biçimlerin bilimidir. Kendisinden sonraki Doğu ve Batı filozoflarının çoğunu etkileyen İbni Sina, müzikle de ilgilenmiştir. 250'yi aşkın yapıtının başlıcası olan Şifa ve Kanun, felsefenin temel yapıtı sayılarak, uzun yıllar boyunca pek çok üniversitede okutulmuştur.

İBN-İ SİNANIN UNUTULMAYAN SÖZLERİ

Açıktır ki, önce var olmayıp sonra var olan her şey, kendinden başka bir şeyle belirlenir.

Aletlerin en faydalısı kalemdir.

Bir şişe mürekkep bir külçe altından hayırlıdır.

Avam gördüğüne duyduğuna, havas her şeye inanır. Hassül havas ise inandıklarını yaşar.

Ben öküzden korkarım, çünkü onun silahı var ama aklı yok.

Bildim ve anladım ki, hiçbir şey bilinmemiş ve hiçbir şey anlaşılmamıştır.

Bilim ve sanat uyuşamadığı ülkeyi terk eder.

Cahil bir hekim ölüm kampının yardımcısıdır.

Dünya bir eğlence ve oyun yeri değildir. Dünya harcını kendisi alan padişah benden daha mutlu ve hiçbir bey de benden bahtiyar değildir; fakat siz bu zevki bilemezsiniz. Dünya hırsı peşinde olanların gözleri bunları seçemez, onlar tek gözlüdür.

Dünya, aklı olup, dini olmayan adamlarla ve dini olup, aklı olmayan insanlar olarak ayrılmıştır.

Hayatın genişliği, uzunluğundan daha önemlidir.

Her kalbi kuvvetli olan çok sevinen olmadığı gibi, her çok sevinçlinin de kalbi kuvvetli değildir.

İhtiyarlığın rengi benim sakallarımın yanında bir ihtar nişanıdır ki, bana yolsuz davranışlar, kötü işler yapmaya meydan kalmadığını bildirir. Bana bu akları boya diyenler oldu. Ben de onlara şöyle dedim: Ben bu ihtiyarlığı, bu ak saç ve sakalı diri olarak üzerimde taşımak istemiyorum. Bir de onları siyah boyaların altına gömüp ölü olarak nasıl taşıyayım.

Hiç kimse görmek istemeyen kadar kör değildir.

İnsanın ruhu kandil, bilim onun aydınlığı ve Tanrısal bilgelik de kandilin yağı gibidir. Bu yanar ve ışık saçarsa o zaman sana "diri" denilir. Kendinin ne olduğunu bilen insan, bazı kendini bilmezlerin, onun hakkında söylediklerinden etkilenmez.

Şifasız hastalık yoktur; irade eksikliğinden başka. Değersiz bitki yoktur; tanınmamasından başka.

Tıp, insan vücudunun, hangi araçlarla iyileştiğine ve hangi müteharrikin insan vücudunu sağlıktan uzaklaştırdığını araştırır.

Tıb ilmi ki, beyte sığdırılmıştır. Ve söylemenin güzeli de kısa söylenmesindedir. Az ye! Yedikten sonra hazmoluncaya kadar başka bir şey alma! Zira, şifa yemeğin hazmolunmasındadır. İnsanın sağlığını bozan yemek üzerine yemek yemektir. O yüzden tıpta, hastalık ve sağlığın sebeplerini bilmemiz gerekir.

* SON *

Made in the USA
Las Vegas, NV
05 March 2022

45065348R00164